经方

第 3 辑

主编　李小荣

中国健康传媒集团

中国医药科技出版社

内 容 提 要

本书编设"黄煌经验、理论探究、经方治验、经方用药"4个专题，所选文章具有贴近临床、真实可验、表述鲜活的特点，临床实践性、学术交流性强，展现了当前经方医学的部分研究成果，适合广大临床工作者及经方爱好者阅读参考。

图书在版编目（CIP）数据

经方. 第 3 辑 / 李小荣主编 . — 北京：中国医药科技出版社，2020.3
ISBN 978-7-5214-1579-7

Ⅰ . ①经… Ⅱ . ①李… Ⅲ . ①经方－汇编 Ⅳ . ① R289.2

中国版本图书馆 CIP 数据核字（2020）第 026966 号

美术编辑　陈君杞
版式设计　也　在

出版　**中国健康传媒集团** | 中国医药科技出版社
地址　北京市海淀区文慧园北路甲 22 号
邮编　100082
电话　发行：010-62227427　邮购：010-62236938
网址　www.cmstp.com
规格　880 × 1230mm $^1/_{32}$
印张　4 $^3/_4$
字数　96 千字
版次　2020 年 3 月第 1 版
印次　2023 年 3 月第 2 次印刷
印刷　三河市百盛印装有限公司
经销　全国各地新华书店
书号　ISBN 978-7-5214-1579-7
定价　**22.00 元**

获取新书信息、投稿、为图书纠错，请扫码联系我们。

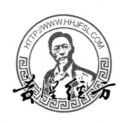

前言

　　经方，是从远古走来的天然药物配方。每首方蕴含着神农尝百草的经验，凝聚着伊尹制汤液的技艺，透发出浓浓的中华民族的生活气息。

　　经方，是经典的配方。所谓经方，就是指东汉医学家张仲景所撰写的《伤寒论》《金匮要略》中所记载的配方。用清代医学家徐灵胎的话说，"因知古圣治病方法，其可考者，惟此两书，真所谓经方之祖"。

　　经方，是中医的临床规范。古往今来，凡是名医无不研究《伤寒论》《金匮要略》，擅用经方者无不成为临床高手。"不以规矩，不能成方圆"。从传承学术的角度看，经方是中医入门的最佳路径。当今中医学术的发展，以经方为规范，用经方来纠正乱象丛生的中医，当为很好的选择。

　　经方，不仅仅是方，经方是经方医学的略称。经方医学的本质在于独特的思维方式。"有是证，用是方"，是强调临床用方唯以眼前出现的客观指征为依据，而不是以某种预设的理论或学说为前提。方证相应，是经方医学的灵魂。

　　经方，也是当今中医界的一个热词。经过国内外有识之士多年的呼吁，也借助互联网的力量，"经方"这个首见于《汉书·艺文志》的名词终于出现在现代人们的视野之中。"满园春色关不住，一枝红杏出墙来"，纵观当今中医界，经方热了！但是，经方的天地里，不仅要有红杏出墙的春景，还要有万木葱茏的夏景，更希望有一个橙黄橘绿、五谷丰登的秋景！经方的应用与研究，是中医学术一个新的增长点，是中医人应该努力开掘的学术领域。

《经方》，是时代的产物。我们希望《经方》能为热爱经方的同道们搭建起一个发表研究成果的学术平台。在这里，可以发表理论探讨、方证研究、经典诠释、文献考证的论文，也可以发表经验交流、医案医话等临床心得。与大家熟悉的黄煌经方沙龙网里的"经方医学论坛"有所不同。网站论坛的氛围是轻松的，以即时性的言论为主，参与对象较宽泛；而《经方》的空气是较为严肃的，以深沉性的学术探讨为主，参与对象较专业。两者的目标统一，形式互补，都是为了经方的推广和发展。

《经方》坚持"不求其全、但求其真"的编辑原则，强调科学性，拒绝空谈，多一份严谨，多一点探索，要有浓郁的学术味。《经方》坚持"学术民主、真理面前人人平等"的原则，不论职位职称，鼓励学术争鸣，欢迎有学术新观点的稿件。《经方》倡导经验共享的奉献精神，尊重原创，鼓励创新，重视经方应用的事实和经验，欢迎临床一线人员投稿。

"天街小雨润如酥，草色遥看近却无"。《经方》就是刚刚吐露嫩芽的园地，需要温煦的阳光和和润的雨水。对于《经方》，需要读者多一点鼓励，多一点宽容，更需要多一点关爱和支持。

黄　煌

2019 年 8 月

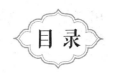

目 录

用药 经方

黄煌经验

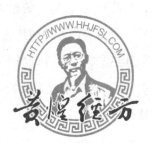

以黄芩汤为例来谈我临床的一些体会，这样可以看出我是如何来研究经方，如何来抓方证的。其实经方条文很多都是实例，《伤寒论》说到底就是一部医案集，只不过张仲景的编辑、整理方式是绝无仅有的。我们要善于从临床的案例出发，来总结经验、温习经典。

黄芩汤是这几年我着力摸索的一张经方，是一张很小的方，由黄芩三两、芍药二两、甘草二两、大枣十二枚四味药组成。在有些医院里，如果开这四味药，是会被拒绝配方的，因为他们认为这不是方。但是古方就是如此，两味药、三味药、五味药、七味药，就是张好方。张仲景当时用这张方来治疗伤寒过程中出现的腹泻，如何用？条文有两条，一条是"太阳与少阳合病，自下利者，与黄芩汤"，另一条原文稍微长一点，"伤寒脉迟六七日，而反与黄芩汤彻其热。脉迟为寒，今与黄芩汤，复除其热，腹中应冷，当不能食，今反能食，此名除中，必死"。这两条成为我们研究黄芩汤方证最重要的原文依据。

一、黄芩汤方证研究

研究方证，我首先用的是关键词法，从张仲景的原文中提取特异性的语词。

第一个词是"自下利"，自下利是指在没有服用泻下药物的情况下，病人出现大便次数增多。所以从原文来看，这张方是治疗下利、腹泻的。

第二个词是"腹中痛"，这个腹中痛我们可以从《辅行诀脏腑用药法要》的小阴旦汤中看到，小阴旦汤是黄芩汤加生姜，可以看作是黄芩汤的一个加味汤，治"天行身热，汗出，头目痛，腹中痛，干呕，下利者"。张仲景经常用到"腹中痛"这个词，小建中汤可以治疗腹中痛，包含有芍药甘草汤的方常用来治疗腹中痛，而黄芩汤也用了芍药、甘草。

第三个词是"腹热能食"，因为原文讲到"脉迟为寒，今与黄芩汤，复除其热，腹中应冷，当不能食"，反过来看就是服用黄芩汤的人应该有腹中热，而且还要食欲旺盛，所以叫腹热能食。

第四个词叫"脉数"，因为原文上讲到"伤寒脉迟六七日，而反与黄芩汤彻其热，脉迟为寒"，这是误用黄芩汤的脉象，那么反过来讲，黄芩汤证应该脉要滑数。所以用黄芩汤时，我们遵循张仲景的思路，要进行脉诊，如果脉迟就不宜用了。

二、黄芩的药证介绍

自下利、腹中痛、腹热能食和脉数是从经典原文截取出来的关键词，但还不够作为临床诊断的根据，所以我们在研究方证时还需要第二个方法，叫做以药测证。通过药证我们来进一步探讨张仲景这个方的方证，探求张仲景用方的规律。本方的关键药物是黄芩。《神农本草经》说黄芩"主诸热，黄疸，肠澼，泄利，逐水，下血闭，恶疮疽蚀，火疡"，这些都是我们研究经方的重要依据。结合后世文献、张仲景的用药经验和《神农本草经》原始记载来看，黄芩这味药有这么几个用药指征应该引起我们关注。

一是《神农本草经》上讲的黄芩主诸热，这个热应该是一种烦热，所以黄芩的第一个功效是除烦热。李时珍就有自己的亲身体验，他在 20 岁时曾经患骨蒸发热，每日吐痰碗许，身上像经火疗一样，寝食几废，结果他的父亲给他用"黄芩一两，顿服"，第二天就"身热尽，痰嗽皆愈"，这个医案记载在《本草纲目》。所以用黄芩时，很多人有烦热症状。从张仲景的《伤寒论》中我们可以看到有"心中烦，不得卧"时用黄连阿胶汤，黄芩配上黄连，在这里也是除烦热。

二是黄芩止血。泻心汤里有黄芩，它能治疗出血、衄血，治疗便血的黄土汤里也有黄芩。宋代庞安时的《伤寒总病论》里有一个方叫一物黄芩汤，用单味黄芩来治疗鼻衄、吐血、下血，黄芩还善止女人的阴道出血、子宫出血，例如许叔微《普济本事方》中记载用单味黄芩碾粉治疗崩中下血。元代《瑞竹堂经验方》里的芩心丸就由单味的黄芩碾成粉做成丸药，专治49岁以后的女人"天癸却行或过多不止"的问题。所以黄芩止血，尤其能够止女人的出血。

三是黄芩有安胎的作用。当归散里有黄芩，《金匮要略》当归散是用来安胎的。宋代陈自明《妇人大全良方》的白术散，只有白术、黄芩两味药，用来治疗孕妇的胎动不安，被后世称为"安胎圣药"。还有《万病回春》的安胎丸里也有黄芩。所以黄芩又是一个非常好的安胎药。

四是黄芩为治利药。张仲景葛根芩连汤治疗"利遂不止"。宋代的《圣济总录》里有黄芩汤，方中含有黄芩和黄连两味药，用来治疗下痢，而且是血痢、"蛊毒痢，如鹅鸭肝，腹痛不可忍"，这个时候黄连、黄芩同用。所以黄芩是一个非常好的治利药，现在的腹泻可以用，其他一些肠道的疾病亦可以用。

五是黄芩能除心下热痞。张仲景治疗心下痞、上腹部的不适，经常是黄连、黄芩同用，方如三黄泻心汤、半夏泻心汤、甘草泻心汤。

六是黄芩能除热痹。例如三物黄芩汤，黄芩、生地加苦参，"治妇人在草褥，自发露得风，四肢苦烦热"，所以黄芩可以用来治疗一些热性的关节痛。

三、黄芩汤结构解析

黄芩有很多非常重要的作用，所以黄芩汤中黄芩为主药。芍药也很有效，芍药第一个作用是能解挛急，著名的芍药甘草汤就是治疗脚挛急的基本方，下肢肌肉疼痛、下肢关节不灵便、走路困难都可以用芍药甘草汤，所以芍药甘草汤又叫去杖汤。芍药还有止痛的作用，尤其是止腹痛。张仲景在小柴胡汤条文下就有一条加减为"若腹中痛者，去黄芩，加芍药三两"，为什么加芍药？因为有腹中痛。小建中汤中重用芍药，桂枝、芍药比例是 1 : 2，是治疗腹中痛的好方，能用来治疗"妇人腹中痛""虚劳里急，悸，衄，腹中痛"。芍药还有通大便的功效，在张仲景看来，芍药和大黄是一类药，所以在原文上讲到"其人续自便利，设当行大黄芍药者，宜减之"，就是说这个人如果大便不成形、经常拉肚子，这个时候你要用大黄的话要小心，用芍药也要小心，它们都是泻药，所以有人把芍药叫做"小大黄"，张仲景在真武汤条文下也讲到"若下利者，去芍药"。所以我也是根据这个药证，用黄芩汤来治疗便秘。至于甘草，它的功效非常多，但用最简单的话来说，就是解毒增效。甘草能够保肝，黄芩用不好时会伤肝，但是配上甘草以后就好得多了。黄芩、芍药配上甘草以后，功效大大增强。大枣也不能小看，有些人认为姜枣可有可无，但在经方人眼中姜枣都是非常重要的药物。大枣的功效也不外乎四个字：护胃理虚。而且大枣能够调味，黄芩有苦味，但是配上了甘草、大枣以后，很多病人都说黄芩汤很好喝。所以我们归纳黄芩汤的方证，发现有这么几个关键词在里头：第一是出血，黄芩汤是个非常好的止血剂；第二是腹痛腹泻，痛泻可以用黄芩汤；第三是关节肌肉痛；第四是烦热；第五是能食；第六是腹皮热；第七是脉数。这七个关键词中，前面的三个讲的是病，后面的四个描述的是人。并不是说所有的出血都用黄芩汤，一定要烦热、能食、腹皮热、脉数的人才能用。也不是所有的痛泻都用黄芩汤，葛根芩连汤也能治疗痛泻，理中汤也能治疗腹泻，只有脉数、腹皮热、能食的人才适合用黄芩汤。所以除了病，还要讲人的适合。治疗关节痛、肌肉痛的方子也非常多，也是要有热的人才能用黄芩汤。这是我们从经典原文，以及后期的文献当中归纳出来的一个比较粗略的黄芩汤的方证。

四、黄芩汤体质体态

黄芩汤怎么用？

首先，有个比较常用的方法，画人！我们要把平面变成立体，把文字变成形象，把病机画成活灵活现的人物形象，这个方法叫绘人法。那么我们来看看什么样的人能用黄芩汤，或者说黄芩汤人是什么样的？黄芩汤确实是女人用得多，而且是那些漂亮的女人用得比较多。这些人大多数都是中等偏瘦的人，肌肉比较紧，肚子不松垮，体质不错，身材还好。皮肤白而且肤色白里透红，但是也有脸色发黄，又冒油光的，都能用。眼睛要明亮有神，这个非常重要。望诊看神非常重要，可以判断这个人的精神状态和大脑的功能。眼神比较明亮，说明大脑功能好，如果两眼无光、精神萎靡，你不要乱用黄芩汤，黄芩毕竟是一个苦寒清热药。这张方的应用，从年龄来讲，年轻人用得多；从性别来讲，女人用得多。如果两眼无光，一脸的疲倦，脸色发黄，有浮肿貌，嘴唇也暗淡，一般就不适合用黄芩汤。所以这是一个非常重要的客观指征，而且容易掌握。

第二点，红唇是黄芩汤人的一个特异性体征。黄芩汤人一般嘴唇饱满、充血艳红、唇红如妆，有的人嘴唇红了以后会肿起来，有的人还会爆皮。如果嘴唇暗暗的，颜色淡淡的，呈干瘪状，一般不宜用黄芩汤。唇红表示里面有热，这个热还可以从舌头上反映出来，舌红如火、舌尖有红点。这些对于我们安全地使用黄芩汤有重要的指导作用。其实舌头红、嘴唇红提示了一个问题，病人的黏膜处在一种充血的状态，如果把她的眼睑撑出一看，也是通红的。但是要注意，有些人经常出血，已经到了贫血状态，眼睑就不会那么红，但也可以用黄芩汤。我们观察咽部经常会发现咽部充血发红，甚至扁桃体也红肿。或者看看牙龈，牙龈容易出血、渗血。有的人血小板减少，贫血了但牙缝还在出血，虽然没有那么红。以上这些都是非常重要的客观依据。

第三个客观依据，脉滑数。脉搏一定要快，脉搏慢不用这个方。其实葛根芩连汤也有这个特征——脉促。病人可能会伴有胸闷、心悸等不适感，还可以出现身热、烦汗、失眠等症状，这些都提示有里热。

第四点，腹热能食，这是经典的体征，也是我着重观察的。当病人进来，看到她唇红、咽红、舌头红，我就要考虑她是黄芩汤人。让病人平躺，用手摸病人的肚脐，如果腹皮是滚烫的，一般黄芩汤用起来效果就好。当然我们这个研究还不够成熟，但从经验判断，很多病人的腹皮温是偏高的，说明她腹部热。再问食欲如何？一定要能吃的病人才能用这个方。如果食欲不振，不要乱用黄芩汤，要用就要配上人参、生姜。

第五个，一定要问她的大便。黄芩汤的热在肠，可以表现为腹痛腹泻，也可以表现为大便黏臭。这个我是学胡希恕先生的弟子陈雁黎先生的，他常问病人大便如何？粘马桶吗？屁股擦得干净吗？有的人擦不干净，大便黏、挂盆。也有的人表现为放臭屁，恶臭，大便发黑，这个也表示里面有热。我还常问便后肛门口有什么不舒服。有很多人会讲肛门痒、肛门痛、肛门出血，或者肛门有灼热感。也有的人会讲有痔疮，所以经常会出现肛门口的疼痛、出血。黄芩汤对于肛肠疾病是有特异性的，很多肛肠疾病都可以用黄芩汤来治疗。张仲景把下利作为黄芩汤的主治病症。其实不仅仅是肠热，同样处于腹部，尤其是盆腔部的子宫也表现为热的状态，称为宫热出血。什么叫宫热？现在很多人说宫寒，其实很多人是宫热的。有的表现为月经先期，甚至一个月来两次，经血颜色鲜红或者深红，血黏，有血块，还有人有痛经，黄芩汤能够治疗腹痛，腹痛也包括了下腹子宫部位的疼痛，所以黄芩汤人大多数有痛经，很多人有子宫内膜炎或者子宫内膜异位症等。另外，月经量多的女人大多患有子宫肌瘤，所以子宫肌瘤也成为我们判断是否能用黄芩汤的一个重要指标。子宫肌瘤很多是热证，病人是不能服用一些补品的，甚至用当归、阿胶都要小心。

如果用病机的概念来描述黄芩汤的适用人群的话，那就是表面宛如常人，但里面就像有活火山一样，随时可能喷发，内热盛，热浪汹涌，暗流涌动，这就叫伏热。伏热说明病程慢性化，病根很深，不是那么简单可以治好的，已经是一种体质状态。这种体质状态可以说是血分有热，表现在红红的嘴唇、眼睑、舌头，出血也是鲜红或者呈暗红，所以我们可以用"血红的黄芩汤"来表达。记住这个概念，帮助我们理解、辨识黄芩汤方证。

五、黄芩汤案例举隅

了解了黄芩汤人以后，我们要研究黄芩汤的适用病证，也就是要绘制一个黄芩汤的主治疾病谱。目前还比较困难，根据临床体会，以下这些疾病目前应用得比较多，或者说有一些比较成功的案例。

1. 痛经

痛经是妇科常见病，子宫内膜异位症、子宫腺肌症、盆腔炎等都会出现痛经，当然也有焦虑性痛经。有的痛经的程度能严重到必须休假，躺在床上，而且伴有血块多、血色深红，这种情况经常能用到黄芩汤。

有个病人痛经非常严重，37岁，身高161cm，体重49kg。痛经7年，一直要用止痛药，痛的时候肛门坠胀，头皮发麻，牙龈出血。西医诊断是子宫内膜异位症，检查显示还有巧克力囊肿。她是什么样的一个人呢？肤白唇红，尤其是皮肤一白以后，嘴唇显得更红。一看就是黄芩汤女人。处方黄芩汤20剂，服五天停两天，20剂为一个月的药量。一开始她在排卵期有疼痛，吃了以后，疼痛改善，经前不痛，痛经程度减轻，止痛药由2粒减为1粒，刷牙时出血减少，后来就按原方继续吃。

甚至我们发现，有些女人痛经时四肢冰冷，这是不是寒？不寒，为什么？嘴唇通红，眼睑充血，扁桃体肿大，还经常牙龈出血，何寒之有？这是热。为什么四肢冰冷？热深厥深，里面内热越重，外面表现得越凉。有个28岁的病人，痛经10年，痛的时候会昏厥，由于她有明显的黄芩汤人特征，用黄芩汤原方，黄芩15g，白芍30g，甘草10g，红枣20g，也是服五天停两天。第二次来时，她笑容满面，说基本上可以不用吃止痛药，能够忍住了。既然有效，效不更方，继续服用。

2. 热痹

我用黄芩汤治疗比较多的是类风湿关节炎、强直性脊柱炎，还有椎间隙感染。现在有很多人腰椎不好，就去做微创手术，做完以后椎间隙感染，腰痛得不得了，根本不能下床，这个病非常麻烦，我们也用黄芩汤。这种热痹在女性比较多见，血沉会快，有的类风湿因子阳性，C反应蛋白升高，还有的伴有晨僵，早晨起来手握不拢，肿痛晨僵也是有内热的一种表现。

一位女性病人，23岁，身高168cm，体重53kg。骶尾部疼痛，抗"O"、C反应蛋白、血沉均很高，用抗生素治疗效果不好。当时一看，是一个黄芩汤人，伴有左下肢牵扯疼痛。疼痛是芍药甘草汤的指征，其又是热证，表现为肤白唇红，有痛经，有痔疮，经血深红，血黏。用黄芩汤后症状明显好转，虽然牵扯的疼痛还有，但是范围已经明显缩小，而且让她高兴的是相关的指标下降非常明显。

黄芩汤治热痹伴有关节肿痛时还可加黄柏，因为黄柏能够治疗热痹，尤其是腰、腿、膝关节疼痛。有一些类风湿关节炎病人经常会出现手脚冰凉，有类似感冒又发不出来的症状，浑身不舒服，情绪比较低落，可用黄芩汤合上小柴胡汤，其实就是小柴胡汤加上白芍。这张方应用非常广，很多自身免疫性疾病都可以用。有个女性病人，也是肤白唇红，两个膝关节肿起来了，踝关节也有问题。我用小柴胡汤加上白芍 30g、黄柏 10g，这个方子一直在吃。前天来复诊，关节已经明显好多了。就这么简单，不需要大量的虫类药、藤类药，就只是小柴胡汤合黄芩汤，加上黄柏。

有人问，黄芩汤与越婢加术汤治疗痹痛的区别在什么地方？区别就在男女胖瘦、年龄轻老、浮肿有无之别。越婢加术汤由麻黄、石膏、甘草、姜、枣，再加上苍术组成，也是治疗关节疼痛的常用方。越婢加术汤男人用得比较多，他们多能喝酒吃肉，黄芩汤则女人用得多，尤其是那些瘦瘦的美女。从年龄来讲，黄芩汤年轻人用得多，越婢加术汤老年人用得比较多。而且用越婢加术汤，人要有浮肿，麻黄、苍术的利水作用好，所以有浮肿的症状用越婢加术汤比较好，而用黄芩汤治的是热痹，一般都无浮肿。

3. 热利

热性的下利、腹泻，表现有大便黏臭，腹痛如绞，肛门灼热或者大便出血，比如溃疡性结肠炎、直肠炎、克罗恩病等病，临床可以加黄连、黄柏，可以合方葛根芩连汤，还可以合用白头翁汤。

清代著名医家叶天士医技高超，但也有误诊的时候。有一次他治疗一个老太太，夏天痢疾，腹痛后重，体质又非常虚弱，叶天士就认为她这个人身体气血不足，用了人参和人乳，结果病情越来越严重。于是病人来到了龙砂名医姜健这里，姜健一摸脉，脉弦大代数，一问，腹痛后重，肛门如烙，灼热感非常明显，再一看，口干、气急、心跳快，这是热痢啊，怎么还用人参？用黄芩汤还不够，加栀子、黄连、厚朴、枳壳，把这个病人治愈了。叶天士为什么会误诊？因为他没有抓住热利的关键，以为人瘦就虚弱，但瘦人有热证的很多。所以我们临床时要注意识别。理中汤能够治疗下利，但是和黄芩汤的区别是非常明显的。黄芩汤证因为有热，大便就像黄河水，浑浊臭秽，而理中汤证有寒，大便含有清稀的分泌物。舌头上也能看得非常清楚，一个舌头红、充血，一个舌头胖、大、淡。识别是比较简单的。

4. 便秘

黄芩汤能够治疗下利，但也能治疗便秘，我用其治习惯性便秘较多。芍药要加大用量，一般用至40g以上，通便作用是非常明显的。比如病人大便非常痛苦，便干得非常厉害，用黄芩15g、白芍50g、甘草10g、红枣30g。再比如痔疮便秘病人，我用到了60g芍药。再如病人是个35岁的男性，有非常严重的便秘，手术都没有缓解症状。他面部多油光，嘴唇通红，眉毛浓密，气血旺盛。我用黄芩20g、白芍60g、甘草15g、红枣20g，药后大便畅通，脸上的痤疮也减少，病人很是高兴。

5. 子宫出血

子宫出血，比如子宫内膜炎、月经过多、先兆流产等，用黄芩汤也非常有效。谢昌仁是南京市中医院的一个老先生，现在已经去世了，他善用黄芩汤治疗月经过多，我也是这样用的。病人为女性，18岁，一个月来两次月经，大便干结，用黄芩10g、白芍15g、甘草5g、阿胶5g、黄柏10g、红枣20g，就这个小方子，就解决了她的问题。她妈妈很高兴，非常感谢医生用中药治好困扰她女儿的疾病。另一个病人也是这样，皮肤雪白，嘴唇通红，一直阴道反复地少量出血，一剂黄芩汤下去以后就好了，后来再也不复发。

6. 口腔溃疡

有一位 59 岁的女病人，患口腔溃疡 30 年，来诊时皮肤雪白，两个眼睛挺有神，我也是用黄芩汤，但是甘草的量稍微大一点，用了以后，溃疡就控制了。

7. 支气管扩张

支气管扩张的病人经常会出现咯血，而黄芩汤就是个止血灵方。病人经常咳嗽，一受凉就出现反复的肺部感染，表现为往来寒热、胸胁苦满的小柴胡汤证，所以我经常用小柴胡汤治疗肺系疾病。加上病人容易吐血，痰又黄，所以我加上黄芩汤，就是在小柴胡汤基础上加白芍 20g，用了以后病情平稳。

8. 多囊肾

多囊肾是肾脏里有很多的囊泡，还会越来越大，到最后导致肾功能不全的一种病。西医治疗多囊肾是没什么好办法的。近期有个小伙子，身高 174cm，体重 65kg，他的多囊肾发展速度非常快。按理说男孩子会粗壮一点，但他是皮肤白白的，嫩嫩的，嘴唇血红，咽部也红，而且他睡眠不足就会拉肚子，严重的时候一天 4~5 次，这是热利。先用了黄连解毒汤，后来我决定用黄芩汤。他 1 月 23 号初诊，我从 3 月 6 号开始用黄芩汤。用了黄芩汤以后，他感觉到很舒服。仅仅一个月，他去复查，根据西医专家分析，肾脏囊泡的增长速度已经明显放慢，他自我感觉也非常好，嘴唇也不那么血红了。所以我想，多囊卵巢综合征（PCOS）病人如果是热性体质，黄芩汤是不是也可以考虑。而且我问病人觉得药苦不苦，他说不苦，很好喝。

9. 鼻咽癌化疗后鼻塞

我在无锡接诊了一个鼻咽癌病人，他放化疗后鼻塞，耳朵里也有堵塞的感觉，大便不成形，粘马桶。这个病人头发乌黑浓密，嘴唇通红，讲话鼻音非常重。我当时想，肺与大肠相表里，肺开窍于鼻，他又是个热性体质，那我也用黄芩汤，药后病人说很舒服，鼻子有通畅的感觉。第三诊时，鼻塞的症状已经明显好转，本来老是流脓鼻涕，鼻塞，现在好多了，而且大便也不粘马桶了。

10. 结肠癌术后便血

病人于3月22号从军区总院出院来诊，当时结肠癌手术后已经40天，但是仍然便血，痛苦不堪。西医主张再次手术，他不肯而求助于中医。当时根据两点，第一便血很臭，第二嘴唇也是红红的，脸也是潮红的，两个眼睛有神，眉毛往上翘，肚子一摸是滚烫的，舌苔厚腻，我就用了黄芩汤，黄芩15g，白芍15g，甘草10g，红枣20g。到4月5号复诊，他很高兴，说一剂药下去，第二天血就没了，而且原来身体麻木的感觉也好了，原来有的湿疹也好转了，睡眠也好转了。台湾郑永齐博士用黄芩汤配合化疗来治疗结肠癌，我在想结肠癌能不能用黄芩汤？我有一个徐州结肠癌病人的案例，我给他调治了一年半，用黄芩汤效果很好，因为病人也是大便干、臭，嘴唇红，现在病人各项指标都正常。

11. 甲胎蛋白升高

成人甲胎蛋白是原发性肝癌的特异性指标，黄芩汤能够抑制甲胎蛋白的升高。我有一个乙肝、肝硬化、肝癌病人，他来自浙江乐清，我从2015年8月份开始帮他调治，用黄芩汤合用三黄泻心汤治疗后，甲胎蛋白指标逐步下降。后来从第10诊时开始单用黄芩汤，效果一直不错，甲胎蛋白检测值都在正常范围。

六、黄芩汤注意事项

（1）本方宜加不宜减。这四味药是一个非常重要的组合，不能减少，但是可以加，张仲景也加过，"干呕而利者，黄芩加半夏生姜汤主之"。但是不要减，为什么不能减？郑永齐博士的实验证明，这四味药中检测出来有 62 种活性化学成分，而且这四味药必须要综合使用才能降低化疗的副作用。我们学经方时一定要把原方搞清楚，原方是最完美的。当然，我们可以加味，可以合方，因为病情非常复杂。比如说月经量少的加当归；出血量大的加生地；关节肿痛、脓水淋漓、黄带的加黄柏；大便干结、舌苔黄厚腻、肚子绷硬的加大黄；心烦不眠的加黄连；往来寒热、过敏、怕冷的加柴胡。这是我们经常用的，就加一味药，它的作用范围就拓宽了。合方也可以，比如很多自身免疫性疾病可以用黄芩汤合小柴胡汤，肌肤甲错的可以用黄芩汤合桂枝茯苓丸。

（2）小剂量给药、间断性服用。因为都是调理病，三五剂药解决问题是不大可能的。怎么小剂量呢？每天半剂，每天吃一顿，一副药吃两天，或者隔天吃。根据中医传统经验，一般三到四天没有效果就要停用，这是一个重要的用药原则。我经常让病人吃五天停两天，吃三天停两天。

（3）严格把握适应证。凡是苦寒药不能久用的，我们都要小心，比如脸色发青、眼圈发黑的。日本有一个报道，在门诊上长期服用黄连解毒汤会导致褐肠综合征，也就是肠子会发黑。这个教训要引起我们的注意。在长时间服用黄芩汤时，我们要严格把握适应证。其实我们只要抓住"红红的嘴唇、热热的肛门"，那么这种病人用黄芩汤一般是不会有副作用的，因为他处在一种充血状态。

七、黄芩汤假说展望

通过我们经方团队长期的观察研究和临床体会，我们提出一些假说。黄芩汤可能是未来的抗肿瘤药，因为它能抑制子宫肌瘤生长，能抑制囊肿，能够用来治疗结肠癌、胃癌，还有宫颈癌。我们推测它的机制可能是抑制了肿瘤的一些新生血管，阻断了肿瘤的血液供应，因为它清热。如果台湾郑永齐博士继续研究，能够把黄芩汤治疗肿瘤的机制搞清楚的话，那黄芩汤就为我们中医治疗肿瘤打开了一条新路。黄芩汤可能还是未来的抗病毒药。SARS以后，黄芩受到关注，香港大学有研究证实黄芩抗SARS病毒的效果强于甘草数十倍，黄芩、甘草配用效果更好。黄芩汤的抗病毒作用值得我们研究，它是不是我们中医的拉米夫定？这都很难说。我们还用黄芩汤来治疗带状疱疹这种病毒性疾病。还有值得我们重视的，现在自身免疫性疾病越来越多，免疫调节剂也非常多，黄芩汤算不算其中一个？这个要研究。因为临床上用黄芩汤治疗类风湿关节炎、强直性脊柱炎、银屑病、克罗恩病等自身免疫性疾病都有效，还可用治慢性肝炎、肝硬化等等，当然都是在辨证为热性的基础上才可以用。所以黄芩汤有可能成为未来的一个免疫调节剂。

郑永齐博士是台湾中研院院士，也是美国耶鲁大学的教授，他创立了"中药全球化联盟"并担任主席。郑永齐博士发现距今1800年前的神奇古方——黄芩汤能够有效地减轻结肠癌化疗的一些副反应，如腹泻、恶心、呕吐等，而且还能够阻止肠道的损伤继续恶化，帮助已经被破坏的肠道组织修复，现在他们的实验已经进入到临床二期，以后有可能进入到美国的主流疗法。郑永齐博士说，如果 1000 年后黄芩汤还在使用，那么这些东西肯定是正确的，黄芩汤用了 1800 年还在用，那肯定是正确的。我说我们的经方不仅是 1800 年，有的是伊尹时代创制的，3000 年的历史都不止的，这是人类共同的遗产，是永垂不朽的！

理论探究

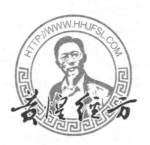

经方的研究可以分为基础研究与临床研究。对于条文的解读属于基础研究的范畴。在这方面，前人做了大量的工作，但大多是从传统中医角度来解读条文的。现代的我们要换一个角度，从西医学的角度来讨论，希望这种解读能够展示一个教科书之外的世界，给大家一种别开生面的感觉。当然，本人水平有限，解读难免有不当之处，敬请批评指正！

一、黄芪芍药桂枝苦酒汤

《金匮要略》云："问曰：黄汗之为病，身体重，发热汗出而渴，状如风水，汗沾衣，色正黄如药汁，脉自沉，何从得之？师曰：以汗出入水中浴，水从汗孔入得之，宜芪芍桂酒汤主之。"

"黄汗"在《金匮要略》里是独立病名，即黄汗病，而不是单一的汗出发黄，包括身体重、发热、汗出、口渴四个症状。"身体重"，有版本作"身体肿"，肿，古字为"瘇"，从下文的"状如风水"来看，应该是"身体肿"较为合适。"风水"即是身体浮肿，作"身体重"理解，是体内有水液潴留，外表没有明显水肿，实质上属于隐性水肿。"发热"，经方所说的"发热"，未必就是体温升高，可以是病人的主观感觉，理解为烘热感似乎比较合适。在杂病中出现的发热，有的是植物神经功能紊乱的表现。"汗出而渴"，汗出是支配汗腺的植物神经功能异常，不是汗腺本身发生病变。"而"是连词，把"汗出"与"渴"连在一起，是说这两个症状同时存在，也就是说，汗出时口渴，汗出不明显时则不口渴。

口渴的原因有以下两点。

（1）大汗、呕吐、腹泻及出血导致血容量不足，通过压力感受器上传大脑口渴中枢，引起口渴。这种口渴叫作"容积性渴"。

（2）虽然整体没有脱水，但细胞外液的渗透压升高，导致细胞内脱水。这种口渴叫作"渗透性渴"。

如果是"容积性渴"，血容量不足时，病人通常是口渴欲饮水、小便不利。但条文没有提到这些，因此，"容积性渴"的证据不足，考虑"渗透性渴"的可能性较大。

"脉自沉"有很大的鉴别意义。虽然有发热、汗出而渴，但脉沉可以排除五苓散证及白虎汤证。此处脉沉，可能与周围血管收缩有关，外周阻力增加，脉管相对狭小而内收。水肿病人也会出现脉沉，可能与皮下组织增厚有关。

"状如风水"，是说黄汗类似于风水的表现。"风水"类似于西医学的急性肾小球肾炎，表现为全身高度水肿，黄汗病应该有水肿，但没有"风水"的恶风及有小便不利。

"汗沾衣，色正黄如药汁"，这是黄汗病的特征性表现。从"汗沾衣"来看，所说的黄色是衣服上汗渍的颜色，并不是汗液的颜色，也就是说，汗液本身并不发黄，但衣服上的颜色的确与汗液有关。"色正黄如药汁"，古人把黄色细分为多个子类，"正黄"应该是纯黄。"如药汁"，有版本作"如檗汁"。留在衣服上的汗渍像黄柏汁染过一样。那么，这种现象的本质是什么呢？

人体汗腺包括外泌汗腺及顶泌汗腺两大类。外泌汗腺分布于全身，分泌物几乎都是水。顶泌汗腺分布在腋下、乳晕、外生殖器、肛门等处，其分泌物多为油脂，被细菌分解后有臭味。这些油性黏液的分泌物含有脂肪酸，脂肪酸被空气氧化后即为黄色。出汗过多湿透衣服，脂肪酸也随汗液留在衣服上。水分挥发后，脂肪酸并不消失，氧化后使衣服变色。如果顶泌汗腺分泌少，外泌汗腺分泌多时，则不会出现这种情况。因此，像桂枝汤证、白虎汤证虽然出汗多，但并不沾衣色黄。

黄汗病最有可能是西医学的什么病呢？我想，糖尿病是一个比较贴切的解释。糖尿病可以出现水肿，在出现糖尿病肾病之前就可以有水肿。2型糖尿病可以出现多食及肥胖。肥胖者更容易出现水肿。因此，这一点符合条文所说的"身体重""状如风水"。糖尿病的并发症很多，出现自主神经病变可以出现发热感，还会引起出汗增多。条文中的"发热"与"汗出"应该与此有关。"渴"是血糖升高的表现。血糖升高导致血浆渗透压升高，这种口渴属于渗透性渴。糖尿病血糖升高一般伴有小便增多，但病人有出汗，体内水液从汗腺排出较多，则从肾脏排出相应减少，因此，没有小便多的症状。糖尿病属于全身性代谢性疾病，影响糖、脂肪及蛋白质代谢。脂肪代谢紊乱可以导致高脂血症，血中的游离脂肪酸水平升高时，汗液中的脂肪酸浓度可能会相应升高。这些脂肪酸留在衣服上被氧化而出现沾衣色黄。

综上所述，黄汗病极有可能是糖尿病出现水肿，以及出现神经系统并发症的表现，用糖尿病及其并发症来解释黄汗病，在理论上及逻辑上可以说得通。

二、风引汤

《金匮要略》云："风引汤，除热瘫痫。"方后云："治大人风引，少小惊痫瘛疭，日数十发，医所不疗，除热方。"

"风引汤，除热瘫痫。"从字面来看，"热瘫痫"是发热、瘫痪及癫痫三个症状同时存在，应该是综合征。那么，什么病同时具备这三个症状呢？"瘫"应该是肢体活动障碍，"痫"是抽搐，二者提示大脑功能障碍。"热"，提示可能是感染性疾病。合在一起来看，推测应该属于中枢神经系统感染。从西医学来看，流行性乙型脑炎可以同时出现"热、瘫、痫"三个症状。

流行性乙型脑炎又叫大脑炎，典型的病程分为初热期、极期、恢复期和后遗症期。在初热期，有发热但没有"瘫"与"痫"。大多数病人经过3~10天的极期后进入恢复期。此期，体温开始下降，意识障碍逐渐好转。其中，脑组织损伤较重者，需要1~6个月逐渐恢复。在恢复期可以出现中枢性发热，低热持续不退达2周以上，符合条文"热"；可以出现肢体强直性瘫痪，符合条文的"瘫"；出现癫痫样发作，符合条文的"痫"。进入后遗症期后，仍可以遗留瘫痪及癫痫样发作，但发热症状会消失。因此，风引汤所主的"热瘫痫"极有可能是流行性乙型脑炎的恢复期。

"大人风引，少小惊痫瘈疭，日数十发"，"风引"应该指病名，具体什么病，不得而知。"少小"，与"大人"意思相对，本是年幼之意，古时也指儿科。"惊痫"是疾病名称，因惊致痫。"瘈疭"是症状，即手脚痉挛、口眼歪斜。本条意思是说，儿科的"惊痫"病，表现为"瘈疭"，每天发作几十次，也可以用风引汤治疗。

那么，"惊痫"又是什么病呢？在儿科，高热惊厥是最常见的抽搐性疾病，一般每次发作几十秒到几分钟，通常24小时发作一次。那么，本条所说的"惊痫"是不是热惊厥呢？显然不是！下文的"日数十发"直接否定了热惊厥。从"日数十发"来看，"惊痫"极有可能是婴儿痉挛症。婴儿痉挛症是癫痫的一种类型，多在出生后 3~9 个月发生，符合"少小"的年龄段，表现为突然发作的、短暂的、全身性肌肉强直性抽动，以屈肌为主，每次发作时颈部屈肌痉挛，呈点头状，上肢屈曲上举，下肢亦蜷曲。这些症状符合"瘛疭"表现，"瘛疭"即手脚痉挛，口眼歪斜。每次痉挛可发出声音。每次发作极为短暂，持续 1~1.5 秒，但可连续发生数次至数十次，符合条文"日数十发"。

三、射干麻黄汤

《金匮要略》云："咳而上气，喉中水鸡声，射干麻黄汤主之。"

本条描述的是支气管哮喘伴有呼吸道分泌物增多者。"咳而上气"，病人咳嗽剧烈影响呼气。"上气"即上逆，当为咳嗽之急迫，一连串顿咳，或伴有喘息者。"喉中水鸡声"是本条的特征性表现。"喉中"为上呼吸道。虽然声出于喉，但其病却来自喉之下，并非局限于上呼吸道。"水鸡声"是借用动物声音来描述异常的呼吸音，是使用射干麻黄汤的重要抓手。因此，明确这种声音的性质很有必要！而要明确"水鸡声"，必须先明确"水鸡"是什么？

关于"水鸡"，共有三种说法。第一种说法是田鸡，即青蛙。不知古代青蛙是否有这个别名。另外，青蛙的叫声是"呱呱"，呼吸道疾病很少出现这样的声音。因此，把水鸡解释为青蛙与临床不符。

第二种说法认为"水鸡"是古代南阳地区的一种儿童玩具，是水鸡口哨。推测此物为陶制工艺品，为民间艺人所制，做工简单，内部中空，外形像鸡，可以装水，故谓之"水鸡。"不装水时可以吹响，声音如哨子。盛满水吹响时，因为气流对水的冲击，玩具会发出"咕噜咕噜"的声音，这种声音很类似于呼吸道疾病喉中发出的痰鸣音。相比青蛙来说，这个说法更靠谱。

更为靠谱的是第三种说法。南阳张仲景医学研究所刘世恩、南阳市第二人民医院毛绍芳，这两位先生撰文《仲景笔下水鸡真》（《中国中医药报》2011 年 08 月 08 日）指出，水鸡，汉时学名庸渠，如《汉书·司马相如传》记载"烦鹜庸渠"，唐朝颜师古注："庸渠，即今之水鸡也"。水鸡形如家鸡，个头略小，嘴尖，足掌与足趾比家鸡粗壮，腿长，因其长期居于水泽之地，因此民间称其为水鸡，归水禽一类。文章还说，几年前，为考证水鸡叫声，作者曾询访南阳当地在白河岸边居住或曾逮住过水鸡的老乡，据他们讲，水鸡的叫声就像尚不能"打鸣"的家鸡一样，发出的是稍尖细一点的"咕咕"或"喔喔"声。这种声音正像哮喘病人从喉间发出的声音。

典型的支气管哮喘发作前有打喷嚏、流鼻涕、咳嗽、胸闷等先兆症状，进一步加重可出现呼吸困难、干咳或咳出大量白色泡沫样痰。在发作将停止时，常咳出较多稀薄痰液，此后气促减轻，症状逐渐缓解。支气管哮喘以干啰音为主，条文所述应该为痰鸣音，是痰液停留在较大的支气管影响通气所致。推测其机制，一方面是迷走神经兴奋性增高，刺激浆液腺分泌，痰液生成增多。另一方面，病人可能处于哮喘的持续状态，体力衰惫，咳痰能力不足，排痰困难。另外，哮喘可以伴有细菌感染，导致呼吸道分泌物黏稠难咳。这些因素可能是"喉中水鸡声"的形成机制。总之，"喉中水鸡声"提示呼吸道分泌物增多，病人无力将其咳出。

四、木防己汤

《金匮要略》云："膈间支饮，其人喘满，心下痞坚，面色黧黑，其脉沉紧，得之数十日，医吐下之不愈，木防己汤主之。虚者即愈，实者三日复发。复与不愈者，宜木防己汤去石膏加茯苓芒硝汤主之。"

很明显，本条描述的是慢性阻塞性肺疾病。"膈间"，以今天的知识来看，"膈"是胸腹之间的肌肉，也就是膈肌。如果是膈肌，则"膈间"就应该是膈肌之间。膈肌是膜状的实体肌肉，不是空腔脏器。膈间是什么？无法理解。因此，此处的"膈"不是今天所说的膈肌。我们需要了解古人的思维。《康熙字典》的解释有"胸膈，心脾之间"，按照这个解释，膈应该是一个部位名词，而不是实体器官名称，也就是说，心在上，脾在下，二者之间的部位属于膈间。"间"是间隙、空隙之意。"膈间"可以理解为心脏之下的部位。这个部位是潜在的间隙，是"支饮"停留的地方。

"支饮"，《金匮要略》云："咳逆倚息，短气不得卧，其形如肿，谓之支饮"。病人剧烈咳嗽，呼吸短促，不能平卧休息。"倚息"是背靠着物体而休息，与"不得卧"属同一种状态。古人休息的方式多样化，有依靠着物体休息，有伏在桌子、案、几等物体上休息，有卧于床上休息。"倚息"是呼吸困难的侧面描述。"其形如肿"，病人出现全身水肿。据此可知，"支饮"以呼吸道症状为主，伴有肿胀，类似于肺心病心衰之类。

"其人喘满"，"喘"是呼吸急促，侧重于呼吸频率的描述。"满"指胸满，肺气肿时，病人肺泡内有过多气体残留，可以出现胸满感觉。另外，"满"有闷的意思，病人有胸部的憋闷感。"喘满"在程度上应该比"喘"严重。

"心下痞坚"，"心下"是上腹部、心窝部。"痞"，有满之意，满而不痛叫痞。心下痞不一定都是胃部症状，此处为慢性咳喘，可能是慢性阻塞性肺病症状，病人有桶状胸，膈肌下移，心脏位置发生改变，对上腹部造成压迫。"坚"是按之坚硬。有观点认为"坚"是"硬"之甚，是"硬"在程度上的进一步发展，也有观点认为"坚"就是"硬"，二者是一致的。"心下痞坚"有版本亦作"心下痞硬"，是因为在隋朝建国之初，朝廷下令民间献书，并组织人力进行抄书，抄书的匠人因为要避隋文帝杨坚的讳，把"心下痞坚"改为"心下痞硬"。腹肌是重要的辅助呼吸肌，尤其是上腹部肌肉。慢性咳喘时，不仅胸部呼吸肌要代偿性肥厚，上腹部肌肉也会代偿性肥厚。上腹部腹肌高度紧张，按之发硬，理解为心下坚也是可以的。当然，也有人认为"心下痞坚"是肝脾淤血性肿大，但肝脾肿大通常质地不会达到"坚"的程度。

"面色黧黑"是木防己汤证的重要特征。"黧黑"为黑中带黄的颜色。心肺疾病导致机体缺氧时，面色以发绀为主，发绀是暗紫色，不符合"黧黑"的表现。然肺心病是多脏器受损的疾病，虽然以心肺病变为突出表现，在重症病人中，也可以出现肾上腺皮质功能减退，由此引起面颊色素沉着。色素为棕褐色，不高出皮面，有光泽，这种面色符合"黧黑"。

"其脉沉紧"，"沉"是桡动脉趋于深部，可能与血管收缩有关。病人出现水肿时，皮下组织肿胀，也可以出现沉脉。"紧"是绷急有力之表现，提示血管紧张、痉挛。

有人认为本条所述是渗出性心包炎。渗出性心包炎可以出现肺淤血而表现为呼吸困难，具体则为端坐呼吸。心包积液压迫气管而咳嗽，可以出现上腹部闷胀，以及肝脾肿大等，与本条表现很相似。但渗出性心包炎影响心脏的舒张，回心血流减少，其脉象通常比较弱，不符合"脉沉紧"的描述，而且，面色也没有"鸷黑"，所有木防己汤证是否可对应渗出性心包炎有待进一步考证。

五、升麻鳖甲汤

《金匮要略》云："阳毒之为病，面赤斑斑如锦纹，咽喉痛，唾脓血。五日可治，七日不可治，升麻鳖甲汤主之。阴毒之为病，面目青，身痛如被杖，咽喉痛。五日可治，七日不可治，升麻鳖甲汤去雄黄、蜀椒主之。"

在经方条文中，能够称之为"毒"的疾病很少。可见，"阳毒"也好，"阴毒"也罢，都不是普通疾病。"五日可治，七日不可治"，从5天到7天，仅仅两天，预后就截然不同，可知该病的发展迅速，死亡率也很高。因此，"阴阳毒"应该属于烈性传染病。

先看"阳毒"。"面赤斑斑如锦纹"，面部充血，呈现鲜红色。"斑斑"是色彩鲜明的样子。"锦纹"，是鲜明华丽的斑纹。很明显，这是面部的出血点或瘀斑，其他部位的皮肤也应该有这些表现。"咽喉痛"是急性扁桃体发炎的表现。"唾脓血"应该是有化脓性感染。阳毒的症状为皮肤出血及化脓性感染，还有淋巴结肿大，结合为烈性传染病来看，本条文描述的应该是——鼠疫！鼠疫主要类型有腺鼠疫及肺鼠疫，腺鼠疫表现为淋巴结肿大，如果颈部淋巴结肿大，压迫颈静脉或胸腔淋巴结肿大压迫上腔静脉，可以导致病人头面部肿大。因此，后人也将鼠疫叫作"大头瘟毒"。李东垣的普济消毒饮主治之大头瘟毒，就是鼠疫。李东垣当年遭遇汴梁城鼠疫流行，没有有效的治疗手段，后来举家逃离汴梁。

再来看"阴毒"。"面目青"是皮肤表现为紫黑色，"身痛如被杖"是全身剧烈的酸痛。鼠疫病人临终前皮肤高度紫绀，肺鼠疫导致肺出血而影响换气功能，导致全身缺氧。"面目青"就是缺氧的表现。事实上，鼠疫病人的皮肤表现为黑紫色，又有"黑死病"的称呼。从这一角度来看，"阳毒"可能是鼠疫的早期表现，"阴毒"则是后期表现。对于鼠疫预后而言，病情严重，治疗不及时，腺鼠疫病人可在 3~5 天内死亡，肺鼠疫病人则在 2~3 天内死亡。在这一点上，与条文的"五日可治，七日不可治"有出入。

六病、卫气营血、三焦辨证法的区别与内在联系／樊正阳

一、张仲景的"证"与"病"

辨证一词语出《伤寒论》与《金匮要略》，言"辨XX病脉证并治""XXXX病脉证并治"，简称辨证，故辨证包括辨病在内，辨证施治就是辨病、辨证并且实施治疗手段。

现代常言"辨证论治"，其实有误区，论是言辨，施是手段，则辨证施治不同于辨证论治，是有别于言辞之论的具体实施手段。对于辨证施治一词的理解常常单纯地指辨证，其实，若探讨辨证施治的源头，辨证之中已经包涵辨病在内。证，是诸多疾病在发展到某阶段、某节点出现的共同病理表现，是诸多疾病的某阶段、某节点的共性的总结，是长期医学实践，以病理表现——病象来总结的共性，也就是不同疾病在某个阶段、某个节点所表现的共同证据的简称。

治疗也如是。如桂枝证、柴胡证等以汤方名代表所治证候，是明明白白、规规矩矩、有章有法的临床规范。所以，传统中医也有规范的临床标准，那就是以病理表现，也就是病象为准则的标准。因为辨证施治掌握了疾病的共性，所以在一定的程度上来说，假使病没有辨析清楚，只要能辨证明白，在一定的范围内也可治愈疾病，正如古人所言"智者察同"，如斯而已。

"病"在《伤寒论》中是广义的。如辨三阳三阴之病，乃以阴阳之气各有多少而概括所有疾病的共性。阴阳之气多少，也就是从所有疾病所固有的阴阳属性，以证候

阴阳之象来判断阴阳之气的多少，归纳、总结而为六病，此六病所赅者广，可以覆盖所有疾病，即为广义的病。

"病"在《金匮要略》中是狭义的。如"痉湿暍病脉证"，是指有特殊证候的疾病，如"口噤，背反张""身体强几几然"等证候的出现即可定为痉病，这是有特殊证候表现的狭义的病。而冠名"太阳病"，是因为痉病通常会发热恶寒而有表证，或发热汗出命名柔痉，或恶寒无汗命名刚痉，符合太阳病这个广义的病的特征。再细分之，痉病"恶寒无汗"当为麻黄汤类证，"发热汗出"当为桂枝汤类证，再入对病之药葛根，则发热恶寒无汗为实，主以葛根汤，发热汗出为虚，主以桂枝加葛根汤。至于"脉反沉迟"的痉病，乃津液受损，故以桂枝加栝楼根主治，为加味桂枝汤法；又痉病"胸满口噤，卧不着席，脚挛急，必齘齿"当为阳明病实热病机的大承气汤证。再如"太阳病，关节疼痛而烦，脉沉而细，此名湿痹"，此等太阳病命名为湿痹，若"湿家身烦痛，可与麻黄加术汤发其汗为宜"，则此病当为加味麻黄汤证，必有恶寒、无汗的证候。若"病者一身尽疼，发热，日晡所剧者，名风湿"，则此病命名风湿，而"病伤于汗出当风，或久伤取冷所致"而见"日晡所剧"者，已经化热而合阳明，乃太阳阳明合病，"可与麻黄杏仁薏苡甘草汤"，乃麻黄汤证之变局。至于"伤寒八九日，风湿相搏，身体疼烦，不能自转侧，不呕不渴，脉浮虚而涩者，桂枝附子汤主之"，冠名伤寒，则"必恶寒体痛"，而"不呕不渴"是无里证，仍在表，"脉浮虚而涩"，无伤寒阴阳俱紧之脉，也无麻黄汤证"骨节疼痛"的证候，为表阳虚夹湿的身体疼痛，故而主桂枝而不主麻黄。

如此简单分析，可以看出，广义的病赅狭义的病，狭义的病又必在广义之中，一个有固有证候的狭义的病，在广义病之中，若仔细辨析可以是不同的病和证，分析其他狭义的病都当仿此，此即为辨证施治的实质。

二、六经辨证与八纲辨证

我们常常说的辨证法，按照现在的通行说法，有六经辨证、八纲辨证、卫气营血辨证、三焦辨证、气血津液辨证、脏腑辨证、经络辨证等。

一般认为八纲辨证是各种辨证法的总则，也即阴阳、表里、寒热、虚实，以阴阳为总纲，统领表里、寒热、虚实。其实，八纲是六经辨证的具体实施，是方法论。

六经辨证是古来通俗的说法，若按仲景文字本意，应该是六病辨证，这个六经辨证的名词虽然不尽合仲景本意，然已经约定成俗了，再难更改。六病辨证素来被认为是外感热病的辨证法，甚至在现代，也多有此认识，因为开章就讲"中风""伤寒"发热的病，而且行文多见发热证治，故而认为一部《伤寒论》是外感热病专著，且《伤寒论》是治"伤寒"书，《金匮要略》是"杂病"专著，杂病辨证法不在六病辨证之内，而是脏腑辨证法。这种认识约束了人们的思想。

六病辨证法从阴阳角度来辨治疾病，举阴阳说："病有发热恶寒者，发于阳也；无热恶寒者，发于阴也"，阴阳何以辨识？看寒热可知，寒热乃水火之性，现阴阳之象，发热即发于阳，无热即发于阴。阳病表、实、热，阴病里、虚、寒，这是一般规律。这是以八纲为工具来辨识六病，所以不能认为八纲是独立的辨证法，而是六病辨证法的具体应用。

程钟龄《医学心悟·寒热虚实表里阴阳辨》:"病之阴阳,统上六字而言,所包者广。热者为阳,实者为阳,在表者为阳;寒者为阴,虚者为阴,在里者为阴。寒邪客表,阳中之阴;热邪入里,阴中之阳。寒邪入里,阴中之阴;热邪达表,阳中之阳。"八纲实际就是在阴阳统领下的六变。张景岳说:"六变者,表、里、寒、热、虚、实也,是即医中之关键,明此六者,万病皆指诸掌矣!"表里是疾病的部位,寒热、虚实是疾病的性质,则六变是疾病阴阳属性的具体表现,以六变来概括,则任何疾病莫逃其范围,即疾病或为发于表的寒、热、虚、实证,或为发于里的寒、热、虚、实证,或为表里同病,或为半表半里同病的寒、热、虚、实证。如:"太阳之为病,脉浮,头项强痛而恶寒",则发热、恶寒为阳、为表,"中风"发热、汗出为虚,"伤寒"发热、无汗为实,则阳病之中有虚实;"少阴之为病,脉微细,但欲寐也"是阳气弱,本不能发热,若"反发热,脉沉者",为阳中之阴,则表也有虚寒。"阳明之为病,胃家实是也",然,"阳明病,若能食,名中风;不能食,名中寒",则里证也有阴、阳、寒、热;阳明、太阴同主里,而"阳明病,若中寒者,不能食,小便不利,手足濈然汗出,此欲作固瘕,必大便初硬后溏,所以然者,以胃中冷,水谷不别故也"为阳明寒化,当温太阴之脏,"本太阳病,医反下之,因而腹满时痛者,属太阴也,桂枝加芍药汤主之。大实痛者,桂枝加大黄汤主之"为太阴热化,当泻阳明之腑,则可见阴阳之转换、寒热之变化。

三、六经辨证与卫气营血辨证的内在联系

卫气营血辨证法,是根据卫、气、营、血的生理层次所制定

的温热病由浅入深的的辨证法。叶天士《外感温热篇》："大凡看法，卫之后方言气，营之后方言血"，温病统属《伤寒论》所述的广义伤寒之中，《难经·五十八难》："伤寒有几？其脉有变不？然，伤寒有五，有中风，有伤寒，有湿温，有热病，有温病，其所苦各不同。中风之脉，阳浮而滑，阴濡而弱；湿温之脉，阳浮而弱，阴小而急；伤寒之脉，阴阳俱盛而紧涩；热病之脉，阴阳俱浮，浮之而滑，沉之散涩；温病之脉，行在诸经，不知何经之动也，各随其经所在而取之"，故而温热病也包含在广义的伤寒之中。王孟英说："此五气感人，古人皆谓之伤寒。故仲圣著论亦以伤寒统之，而条分中风、伤寒、温病、湿、暍五者之证治，与《内经》《难经》渊源一辙，法虽未尽，名已备焉。"

所谓"温邪上受，首先犯肺"也为表，乃是"邪尚在肺，肺主气，其合皮毛，故云在表，在表，初用辛凉轻剂"，此表与仲景所述之表是从属关系，即手太阴肺病出现的表证，包含在广义太阳病之表之中。"太阳病，发热而渴，不恶寒者，为温病。若发汗已，身灼热者，名曰风温"，"中风""伤寒"为太阳病其中之二，则"温病""风温"也统属在太阳病之中，以风、寒为例，则温病也在其中。医家多把此条看成仲景所述伏气温病，如章虚谷说："温病之发而无定处，少阴之表为太阳，热邪从里出表，即有发热头痛之太阳病也。不恶寒，其非外感之邪可知；渴者，热从内发之证也。仲景恐人错认为太阳伤风寒，故特标是伏热内发之温病也"，此说似是，然明言太阳病，则此当从太阳主治。发热恶寒不渴是无内热，药可与辛温甘热；发热而渴，是有内热，药可与辛凉甘寒。又说："太阳外感之邪，若发汗已，必热退身凉矣。今热邪从少阴而发，既经外发，当清其热，乃误发其汗，反伤津气，助其邪势，故身更灼热，因而勾起其肝风，鼓荡其温邪，故名曰风温。"误发其汗，乃以辛温甘热治内热之温，发汗已、身灼热也是有内热，同样可与辛凉甘寒而透解。"仲景论六经外感，止有风、寒、暑、湿之邪。论温病由伏气所发，而不及外感。或因书有残缺，皆未可知，后人因而穿凿附会，以大青龙、越婢等汤证治为温病，而不知其实治风寒化热之证也"，此说有商榷之处，桂枝二越婢一、大青龙、麻杏石甘等汤都为辛凉方，实践所知，确实可以治疗外感温热，有是证用是药是仲景心法，所谓"观其脉证，知犯何逆，随证治之"，勿论风、寒亦或温、热，只以"证"为准，合某证即可以某汤主之，病虽异，可异病同治，关键在于辨别寒热，不在病名上凿分。此手太阴卫分证当与太阳病合。

"在卫汗之可也，到气才可清气，入营犹可透热转气……入血就恐耗血动血，直须凉血散血"，六病证治，有表里深浅之分，温热虽与狭义伤寒不同，其始皆由营卫，而在营卫之中又可分气血之浅深。温热初起，常发热而微恶寒，是在卫分层次，所谓汗之，不同于狭义伤寒的辛温、甘热发汗法，当与辛凉、甘寒法透解而治；卫分之表不解，不恶寒而恶热，或渴，小便色黄，就是热入气分层次，如仲景所述阳明气分证，是白虎所主者，当重甘寒；在卫分之表误治或治之不及，"逆传"入营则脉数舌绛，初入营，倘若有表，还仍当开达而透热转入气分而解，若烦扰不寐，此即为少阴热化，类同黄连阿胶汤证……

故而，所谓卫气营血辨证，只是从由浅入深的层次变化角度来辨析温热病的传变规律的辨证法。其所辨析的证候主证，仍当与《伤寒论》所述的证合，只是对温热病的表现有更多的表述而已，若按照有是证用是方、随证治之的原则，仍然逃不出六病范畴。

其麻杏甘石、大青龙、葛根芩连、大小陷胸、白虎、承气、茵陈、栀子、黄连阿胶、猪苓、白头翁等诸汤法，都为温热而设，治温之法，在诸篇已详述，其辛凉透表、甘寒清热、苦寒泻火等诸法详细而都尽，而清营凉血、息风开窍、滋阴潜阳等诸法，缺略殊甚。在热病的发展过程中，勿论起始为寒亦或温，若其化热伤津耗液则一，为殊途而同归者。人之患病，勿论寒温，其病邪在皮毛、腠理、肌肉、经脉、脏腑则一。故卫气营血辨证法已包含在六经辨证之中。

热邪深伏，心烦难寐，耗血动血，仲景都有论及，只是热入心包及肝之热闭神昏、动风痉厥等热病常有之证，有论无方而已。

"太阳病，发热而渴，不恶寒者，为温病。若发汗已，身灼热者，名风温。风温为病，脉阴阳俱浮，自汗出，身重，多眠睡，鼻息必鼾，语言难出。若被下者，小便不利，直视失溲。若被火者，微发黄色，剧者如惊痫，时瘛疭，若火熏之。一逆尚引日，再逆促命期。"此条基本揭示了外感热病由浅入深、由卫气到营血的发展规律，即从太阳病发热而渴、不恶寒的温病，发展到身灼热、自汗出的风温，再发展到热陷厥阴之神昏酣睡、难以言语、直视瘛疭的恶候。虽言有误治，则也为病情发展的客观规律，言不同而理则一。其实就是温热由表及里，不顺传阳明而逆传手厥阴心包，热邪内闭，故神昏酣睡、语言难出，误下误火熏，都为耗津伤液之举，热盛动风，则见足厥阴肝直视瘛疭的表现，病情至此，则为恶候，所以说"一逆尚引日，再逆促命期"。或许仲景当日对此缺乏有效治疗方法，也或许书有亡佚，故有论无治。

四、六经辨证与三焦辨证的内在联系

"厥阴之为病，消渴，气上撞心，心中疼热，饥而不欲食，食则吐蛔，下之利不止"，少阳、厥阴为表里，少阳为一阳，其阳气最少，内含相火；厥阴与少阳同司相火，腑有三焦相火之阳，脏有包络相火之阴，故少阳误治，相火衰，则易从阴化寒；厥阴误治，相火旺，则易从阳化热。素言"厥阴者，为阴尽阳生之脏"，因其阴气最少而内含相火，热入厥阴，风火相煽，最易耗伤阴液，肝阴已亏，胃液也耗，故"消渴"，胃气逆上则"撞心，心中疼热"，胃中嘈杂似饥，故"不欲食"，"食即吐蛔"则不尽然，若误认"心中疼热"为胃家之实而下之，必伤胃气而"利不止"。若热微，"渴欲饮水，少少与之愈"，勿须治。柯琴在《伤寒论翼·厥阴病解》中说："太阴提纲是内伤寒，不是外感。厥阴提纲是温病，而非伤寒。要知六经各有主症，是仲景伤寒杂病合论之旨也。诸经伤寒无渴症，太阳不恶寒而渴，即是温病也。惟厥阴伤寒，肝木郁而不得出，热甚于内，盗窃母气以克火，故渴欲饮水。若不恶寒，当作温病治之。要知温乃风木之邪，是厥阴本病，消渴是温病之本，厥利是温病之变。"

叶天士《外感温热篇》言："温邪上受，首先犯肺，逆传心包。"有医家否认温邪受之于肺，因仲景明言"太阳病，发热而渴，不恶寒者，为温病"，其实这二者并无矛盾。发热恶寒或发热不恶寒都为太阳病，发热恶寒或发热不恶寒也都可见肺脏病证，如小青龙汤证之发热恶寒而咳、麻杏甘石汤证之汗出不恶寒之喘，病位都在肺。所以可以这样看，言太阳病是说在阳在表的大范围，而言温邪上受于肺是说具体病位，具体到手太阴病变，就是邪在上焦。太阳病主表，统营卫，手太阴肺外合皮毛，主气属卫，故手太阴病变包括在太阳病之中，彼此密切相关，是个统属、包含的关系。

手厥阴心包与手太阴肺同居胸中，其外热不解，由太阳之表而入里，若下行传于阳明气分即为顺，则病位变为中焦，若不下行顺传而热入包络，即为逆，故言"逆传心包"，其逆传病位还当在上焦，只是病之层次又深一层，不顺传气分而逆传入营分。故《温热论·叶香岩三时伏气外感篇》又言："风温……治在上焦。肺位最高，邪必先伤，此手太阴气分先病，失治则入手厥阴心包络，血（营）分亦伤。盖足经顺传，如太阳传阳明，人皆知之，肺病失治逆传心包络，人多不知者。"此是对太阳温病逆传厥阴的进一步阐发。

吴鞠通《温病条辨·上焦篇》言："太阴风温……但热不恶寒而渴者，辛凉平剂银翘散主之"，即可补充仲景风温有论之无方。"太阴温病，不可发汗，汗出过多者，必神昏谵语……清宫汤主之""邪入心包，舌蹇肢厥，牛黄丸主之，紫雪丹亦主之""手厥阴暑温，身热不恶寒，清神不了了，时时谵语者，安宫牛黄丸主之，紫雪丹亦主之"等，就是补充太阳温病邪陷逆传心包"身重多眠睡，鼻息必鼾，语言难出"的治法。"小儿暑温，身热，猝然痉厥，名曰暑痫""暑痫，热初入营，肝风内动，手足瘛疭，可于清营汤中加钩藤、丹皮、羚羊角"，即是对"剧者如惊痫，时瘛疭"的足厥阴病有证无治的补充，也都是太阳温病逆传厥阴的进一步阐发。

以今之眼光来看，若里本心肾虚寒，素体阳虚，太阳病合少阴，急当治里，以四逆类方回阳救逆，是解决循环系统衰竭的问题；里本有少阴伏热，素体阴虚，太阳病不解，逆传热入心营，心包热闭，当急与牛黄、紫雪辈开窍，是解决中枢神经中毒的问题，这个也就是心主神明的最好诠释。举一隅可见太阳温病与手太阴病证的统属关系，传变而见手厥阴病证的病机，则寒温可统论矣！

在阳明病篇，论大承气汤证说："伤寒若吐、若下后不解，不大便五六日，上至十余日，日晡所发潮热，不恶寒，独语如见鬼状，若剧者，发则不识人，循衣摸床，惕而不安，微喘直视"，此阳明燥热内炽，热熏包络，扰乱神明，当为阳明厥阴并病。《灵枢·经别》言："足阳明之正，上至髀，入于腹里，属胃，散之脾，上通于心"，故医家有"胃络通心"之说，包络为心之宫城，热扰手厥阴，子病及母，火热扰木，必动足厥阴之风，治当泻阳明而安厥阴，此谵语狂乱为病及厥阴当明。《温病条辨·中焦篇》："阳明温病，面目俱赤，肢厥，甚则通体皆厥，不瘛疭，但神昏不大便"，亦言热厥而见手厥阴证，当治以大承气汤。又谓："阳明温病，下之不通……邪闭心包，神昏舌短，内窍不通，饮不解渴者，牛黄承气汤主之"，以安宫牛黄丸与大黄合方而治，是为厥阴合、并病阳明同治法。

可见阳热盛极而厥当辨明有无厥阴证而出治，或泻阳明之热而救厥阴，或开窍、泻阳明并施而一阴二阳同治。

再来看少阴病的变证是否与厥阴病有关。少阴病热化证为阴液先已内耗，阴虚阳亢，故黄连阿胶汤用阿胶、芍药、鸡子黄滋阴，就有预防足厥阴肝风内动之先着，若风动火升即可并见痉厥神昏、舌蹇烦躁的手、足厥阴证。少阴心、肾与厥阴心包络、肝的关系甚为密切，为病常互相关联。

"伤寒脉结代，心动悸，炙甘草汤主之"，炙甘草汤也称为复脉汤，以生地黄为君，麦冬为臣，峻补真阴，已经开后世滋阴之路，吴鞠通在《温病条辨·下焦篇》，取复脉汤滋阴之意，去桂枝、人参、生姜、大枣通阳，加芍药敛阴，变化而为加减复脉汤法。"温病误表，津液被劫，心中震震，舌强神昏，宜复脉法复其津液"，又言："热邪深入，或在少阴，或在厥阴，均宜复脉"，"复脉为热邪劫阴之总司也，盖少阴藏精，厥阴必待少阴精足而后能生，二经均可主以复脉者，乙癸同源也"。又言："痉厥神昏，舌短烦躁，手少阴证未罢者，先与牛黄紫雪辈开窍搜邪，再与复脉汤存阴，三甲潜阳，临证细参，勿致倒乱。"此条自注云："痉厥神昏，舌塞烦躁，统言之为厥阴证，然有手经、足经之分，在上焦以清邪为主，清邪之后，必继以存阴；在下焦以存阴为主，存阴之先，若邪尚有余，必先以搜邪，手少阴证未罢，如寸脉大，口气重，颧赤，白睛赤之类"，少阴壮火尚盛，治之以黄连阿胶，是清火之中兼顾养阴，防热入手厥阴而至神昏；邪热渐衰，真阴欲绝，则"神倦瘛疭，脉气虚弱，舌绛苔少，时时欲脱"，足厥阴证现，变加减复脉为大定风珠汤法，以加减复脉填阴塞隙，三甲介属潜阳镇定，五味子收敛正气之欲脱。

故热邪在少阴，厥阴即可有与少阴合、并病的可能，而见手、足厥阴证。

气血津液是基本的生理物资，脏腑是产生气血津液的具体场所，经络是气血津液运行的通道，勿论外感、内伤疾病，正邪交争则气血津液都可发生变动，其产生气血津液的脏腑也可发生病变，在脏腑所属的运行气血津液的经络、皮部也可发生相应的病变表现。所以，气血津液、脏腑、经络不可分割，是一个统一的整体，单纯以气血津液、脏腑、经络角度来认识疾病，是为分割的辨证法，都是以偏概全。

故而以六病为统领的各种辨证法都各有所指，是从不同角度为切入点，以证候、病位、病因、病机等为依据而诊断疾病，在诊断基础上来确定治疗法则。

结语 综上所述，卫气营血、三焦辨证已统属在六病辨证之中，卫气营血是辨温热病由浅入深的病变层次，三焦则是辨具体脏腑病位，只不过是在不断认识疾病过程之中对温热病又有加深而已，是六病辨证法的补充。学者不可认为卫气营血、三焦辨证法是在六病辨证法之外的新的辨证法。这个对于加深认识六病辨证，以及正确认识"伤寒""温病"之争都有重要意义。

试论胡希恕对后世温病学说的反思／廖立行

胡希恕先生作为经方临床家，达到了将伤寒学与温病学在临证上的融会贯通，其有关温病方面的阐述主要集中在《温病条辨讲义》一书（本人将其整理为《胡希恕讲温病条辨拾遗》出版，后文引用该书时，直接在文后标明"见某篇某条按语"，不再重复说明出处），并散见于其所遗留下的各种笔记之中，其对后世温病学概念、病因病机、治法、方药皆有所评述，体现了胡老用六经辨证可以统一寒温的独到见解。

一、温病概念应以《伤寒论》为准

胡老从《汉书·艺文志·方技略》记载"医经七家，经方十一家"及皇甫谧《针灸甲乙经》序"仲景论广伊尹《汤液》为数十卷，用之多验"，认识到中医自古是有医经家与经方家的学派之分的，张仲景不外是经方的杰出传人。自王叔和在《伤寒论》序中的注解"撰用《素问》《九卷》《八十一难》……"一句掺入正文（《古本康平本伤寒论》中经注分开就是确证），及成无己开创以《内经》释仲景书的先河之后，后世皆落入了"以经解论"的误读传统之中。从《内经》与《伤寒杂病论》针、药主要治疗手段不同及有关温疟、阳气、表里等概念及惊狂病因、脉诊等各方面的不同皆可看出两者理论体系不同，所以胡老振臂高呼："故我谓以《内经》言而解仲景书，大属非是"。

后世温病学派的温病概念不取仲景对温病的定义，反而广泛采集医经家理论，根据运气时令多增温病病名，并盲目扩大温病的范围来代替伤寒学原有的内涵，新创卫气营血及三焦辨证体系，将《伤寒论》的六经辨证体系闲置，致后学概念混淆，无所适从。胡老后期从《伤寒论》第 6 条、第 1 条、第 182 条等条文相比较得出温病即是阳明病，可用白虎汤或白虎加人参汤来治疗的结论。这与清代医家陆懋修的观点是相呼应的。

二、后世温病理论注重玄虚推理，很多不切临证实用

经方医学的发展，是从人体自身的抗病本能对外邪的症状反应来总结疾病规律及治疗经验的，其以症状反应为核心，而略于理论推衍。它由单味药到复方的积累，再到更多验方主治证候的完善，并进行归纳总结而产生六经辨证，本来也就不必用到不同学派的医经家的理论去推理，这样才更符合经方学派所产生的历史文化背景。更何况一些医经家的理论谈空论玄，对临证并没有什么实际意义。所以，胡老是明确反对用医经家的运气、五行等来推衍病因病机的，即"后世不按证候用方，只就时令寒热燥湿测度用药，乃有夏禁麻黄，冬戒石膏之谬说"（见上焦篇第 43 条按语）。胡老认为温病诱因虽多，但主要病机无非就是热盛津伤，"热盛则津伤，津虚反致热盛"（见上焦篇第 8 条按语），若有兼杂，则属合病、并病、转属之类，仍属六经辨证范畴，随证治之即可，"温病之名类虽多，要不外夹风、夹湿、多热、多燥之变，谓为超出阴阳六经，是谁能信，三焦名篇，立异而矣"（见上焦篇第 1 条按语）。因此，胡老对于《温病条辨》中经常表现出来的只重玄虚推理而不从具体脉症出发来制定方药的不良习气时有批评："气血两燔为何病型，本方所主为何证候，均无明细说明，不究脉证而

处汤药，此真是不用伤寒法者"（见上焦篇第 10 条按语）。胡老的批评十分中肯，很值得大家反思。

三、六经辨证体系可统一伤寒学与温病学

胡老乃经方大家，他认为《伤寒论》六经辨证本为万病立法："仲景所著《伤寒论》以六经名病，乃述万病一致的病理生理规律，虽病变的种类繁多，人体的禀赋各异，而致病的因素亦至复杂，但在病理过程上，由于机体机能的变化，而有许多个别类型的症状反应，依据经久的体验，这些类型的症状，不外反映着为病的阴阳表里虚实，仲景乃括之以六经，树立了中医学特有的病理生理学的大纲，曰合病，曰并病，曰转属，又所以示阴阳表里虚实错综互见之证，惟此为罹病机体的一般类型的反应，不论何种疾病的表示，均不出此范围"（见上焦篇第 35 条按语），"慎勿为后世家言所误，谓仲景书只论寒而不讲温也"（见中焦约言录），可见仲景所立六经辨证为万病立法，本来就可统一伤寒学与温病学。

胡老认为："基于唯物辩证法'外因是变化的条件，内因是变化的依据，外因通过内因而起作用'这一普遍真理，则患病人体之所以有六经八纲这样一般的规律反应，其主要原因，当亦不是由于疾病的外在刺激，而是由于人体抗御疾病机制的内在作用……若机体的机能旺盛，则就有阳性的一类证反应于病位，若机体的机能沉衰，则就有阴性的一类证反应于病位。"胡老用内因说较好地说明了中医"证"的本质，说明了以人体抗病机制为主导的症状反应才是中医汤液辨证的核心，而不在于所感染的是寒邪或热邪，这也正是寒温学说能够统一的立论基础。

四、胡老对温病学派几种治法有其独到见解

温病学派是在对《伤寒论》学派源流误解的基础上逐渐发展起来的，及时地纠正温病学派的一些不当言论对中医长远发展很有必要，胡老对于后世温病学派所重视的一些治法有着很多的精辟见解。

1. 辛凉解表法

历来寒温之争一大部分是关于解表法的争议，其中之一就是"辛凉解表法"，温病学派认为这是对《伤寒论》治法的一大发展。胡老认为："假如有里热之候，其人渴、烦、口干、脉大，虽表证具备而无汗，亦宜重用石膏加于发表剂中，而为表里双解之治，大青龙汤、越婢汤皆具此义；若汗出而渴，虽恶寒，乃阳明初结征象，即便身疼痛，亦宜白虎加桂枝为清里兼以解表之治"（见上焦篇第25条按语）。这样已经清楚地说出了后世温病学派所谓"辛凉解表法"，无非就是太阳阳明合病表里双解的治法，名词是新的，但仍没有脱离六经辨证体系。

2. 芳香化湿法

除了"辛凉解表法"外，解表法在温病上的运用，还有湿温病在表时能否用汗法的争议。《温病条辨》提出湿温在表有三忌：忌汗、忌下、忌滋阴。胡老在该条加了按语予以批驳："此即湿遏热郁的风湿表证，正宜麻黄杏仁薏苡甘草汤，取微汗为治。湿家有表候，本不忌发汗，惟须兼逐湿，则汗不至多，湿得以行，而表亦自解，不然则大汗出，湿反留，病必不治，且湿热之毒，因药所激，上冲头脑，则神昏、耳聋、目瞑、不语等变，亦所难免，然此非麻黄为药之过，乃不知麻黄配合为用之过，亦非湿温发汗

之误，乃湿温发汗不合法之误。"

　　温病学派拘于湿温在表忌汗之说，刻意避开《伤寒杂病论》常用的麻黄、桂枝，而用藿香、香薷、苏叶、荆芥、白芷、防风等来发汗解表，为了"脱却伤寒"，另创名词"芳香化湿"或"芳香逐秽"，虽照搬仲景"发汗利小便"大法，却为了建立温病新的辨证体系，曲意"创新"。

3. 开窍醒神法

　　温病学家们运用与创制了一些如"三宝"等有效丸散成药以治热病神昏，在当时有益于医学发展，但随着温病学派的兴起，在很多医生眼中，"三宝"成了治疗发热神昏的特效药，而不去根据临床具体脉症进一步探求更适合的治疗方法，这不能不说是温病学派造成的不良影响。对此现象，胡老明确予以纠正："就所述证，只是热结于里侵犯头脑证候，不必问燥屎有无，法当急下，实无用安宫牛黄丸或紫雪丹之必要。后世一遇神识欲昏，不究脉证，一意乞灵于牛黄、犀角等珍贵药物，假如不效，医家病家无不认作天命，毫不知悔，殊属可叹"（见上焦篇第31条按语），"至神昏谵语，乃病毒波及大脑所致，清宫汤、牛黄丸、紫雪丹、局方至宝丹等所属对证良药，不过仍以详查全面脉证，审其虚实，而处以白虎、承气等法，反有捷效"（见上焦篇第16条按语）。

4. 滋阴法

　　温病本来就是阳明病，为里证，《伤寒论》有明言，奈何温病学派非得强引医经家说，以"伏气化温"来说明温病初起即表现为里实热证的一般规律，后来觉得这样牵强难自圆，又提出温热邪气不是通过体表而是通过口鼻而入里，来勉强自圆其说，牵强而别扭。治法方面，后世温病学说认为温病根本不同于《伤寒论》

所论之病，其为外感温热邪气而发病，始至以温邪损伤阴液为主，因此，清热与滋阴为温病的两大治法。因清热法之白虎汤、承气汤、瓜蒂散、栀豉汤、泻心汤辈等大都直接出于《伤寒杂病论》，只好在剂量、加减等方面入手来改头换面。他们也自知在清热法方面并无本质差别，最后只好牢牢抓住滋阴之法，认为伤寒"始终以救阳气为主"，温病"始终以救阴精为主"来作为文字上伤寒与温病最大的区别所在。对于这点，先不说《温病条辨》八首复脉汤直接从炙甘草汤加减而来，其他滋阴方剂亦是直接或间接从黄连阿胶汤、竹叶石膏汤、麦门冬汤、栝楼牡蛎散、芍药甘草汤、百合地黄汤等加减变化而出。其实，《金匮要略》中已提出了"百合病，见于阴者，以阳法救之；现于阳者，以阴法救之。见阳攻阴，复发其汗，此为逆；见阴攻阳，乃复下之，此亦为逆"的原则，胡老认为滋阴清热大法是仲景直接提出的，他在这个条文注解道："虚热用甘寒、咸寒来补，没有攻这一法……这是就提出原则上的话，虽然是对百合病说的，也是对一般的虚热（证）说的"。

五、《温病条辨》新创了有效方证，亦属六经辨证之细目

《伤寒杂病论》是中医第一本辨证施治的专书，其主要内容就是辨六经与辨方证。胡老认为：辨方证是辨六经的继续，是仲景辨证中最重要、最具体、最终末的阶段。中医治病主要关键就是在于方剂的适应证是否辨得正确。正是由于《伤寒论》六经辨证体系的包容性大，为万病立法，并非专为伤寒或外感而设，所以胡老认为《温病条辨》不可与《伤寒论》同日而语……后世将其列为中医四大经典是不可以的，《温病条辨》对中医学术发展上的贡献，并非是创建了一个比六经辨证更高明的体系，而在于它新

创了一些有效的方证，"凡有验方剂，无论用者知与不知，若分析其主治，则均属于六经辨证的细目"，"万病之治法，已尽于伤寒一书，而万病之治方，则伤寒一书实有未备……吴氏此著，虽不免于后世家言，但于温病为治，确有独到发挥"，故对于吴氏书中正确的方证，胡老亦必赞之，如："小儿暑温，此证常有，混与发散消导，死不旋踵，确是经验实谈，所出方治，亦极平妥"（见上焦篇第 33 条按语），胡老在临证中对《温病条辨》中所载之方也常适证选用，并不拘于门派之见，在其医案中如桑杏汤、桑菊饮、桃仁承气汤、玉女煎、至宝丹、增液承气汤等亦偶有所见，这可见胡老理论与实践的一致性，也充分体现了胡老注重辨方证的一贯原则。

此外，胡老对温病学中温病传手经、伤寒传足经、药物引经等无稽之谈，提出了中肯的批评意见，对温病方剂、后出药物也有许多独到见解，本文就不展开了，以留待学人自行深入研究。

温经汤是《金匮要略》的经典名方，临床应用甚为广泛。我曾有幸参与黄煌教授关于经方方证的研究，现将有关温经汤的方证研究介绍如下。

我为什么选温经汤？《金匮方歌括》作者陈元犀讲到："月经过期不来者能通之，月来过多者能止之，少腹寒而不受胎者并能治之，统治带下三十六病，其神妙不可言矣。"还有清代陈修园讲："《金匮》温经汤一方，无论阴阳、虚实、闭塞、崩漏、老少，善用之无不应手取效。"温经汤证有阳虚的寒，寒久则湿，也有阴虚而导致的虚热，还有瘀。邓诗军医生也讲过温经汤，他是一位内科医生，他用温经汤治疗内科疾病，用得很好，当时讲到了温经汤的结构、组方特点、病机，黄仕沛老师书中都有谈及，这里不赘述了。

我选温经汤，很多人觉得它的条文是很难领会的，比如清代的经方家高学山就曾说过温经汤条文是《伤寒论》《金匮要略》中最难领会之文，还有近代的傅再希也有类似的说法，傅再希先生后面还会提到，他以60多年的临床经验，对温经汤的使用有独到之处。傅再希先生说温经汤"该方用药法度，多非后人思议所能及"，所以有的医生不是很相信，在整理资料的时候也发现个别医家比如明末的武之望就持怀疑态度。所以，现代临床很多医生要是没有信心去守这个方，可能效果也不是很好。

《金匮要略》温经汤方证研究／刘晓丽

一、温经汤文献研究

我这个是温经汤临床应用文献的回顾性研究，通过文献研究，我们看其他医生是怎么应用温经汤的，发现其共同规律，对于自身理解、应用此方也是有启发的。我的研究从搜集资料开始，从温经汤方剂类与医案类资料研究两部分进行。前面研究过程简单介绍，我们重点了解后面的分析结果。

文献资料来源为古今正式出版物，不收集手抄本及来源不明的资料，古今医案、医论中有方证描述者必予收录。医案类主要是搜集现代期刊，在中国知网上将"《金匮要略》温经汤"作为主题词、关键词搜索，主要搜集、整理个案，还到学校图书馆翻阅纸质过刊杂志、医籍查找2007年年底之前的资料。在搜集个案中，性别、年龄、症状、体征、舌象、脉象，还有药名、剂量统统收集整理。

纳入标准是什么？分两种，第一种，必须含有原方中12味药物，并取相似度≥50%，即加味药物不超过12味，同时药物之间的剂量比例不悬殊。第二种，必须含有原方12味中药中的9味，加减味数不超过6味，同时药物之间的剂量比例不悬殊，煎服法、剂型均不限。舌和脉在统计的时候做过统一处理。统计方法主要有两种，一种是频次分析，用来研究方证指征范围以及加味药的总体应用趋势。后来想了解剂量和所治疗疾病的关系，寻找温经汤用药规律，于是又做了聚类分析。

为了本方证研究的完整性，对与温经汤功效类似的一些常用方剂做了鉴别，还罗列了温经汤中主要药物的药证及在本方中的使用方法，梳理了温经汤临床应用的沿革，并对温经汤出处、方名、主治条文的疑难问题也做了一些探讨。另外日本使用温经汤的经验也有很多值得我们去学习的，还对两国的经验做了比较。最后附录了两篇综述，一个是温经汤现代临床应用的综述，一会现代临床运用会讲到，另一个是本方作用机制研究的综述。我用过温经汤，但经验不多，就在讲解里穿插一点，补充黄煌教授的经验进来，详细的大家可以再查资料了解。

表 1　历代温经汤主要治疗疾病分类

年代	疾病
汉晋	闭经 2，围绝经期综合征、半产后、不孕、崩漏、月经过多、月经后期、痛经各 1
隋唐	崩漏、月经后期各 2，月经过多、半产后各 1
宋元	半产后 7，月经过多 6，崩漏、不孕症、月经后期各 5，赤白带下 2，经间期出血、闭经、痛经、月经过少、月经先期、补妇人诸虚各 1
明代	崩漏、月经后期、半产后各 9，月经过多 8，围绝经期综合征、不孕症、赤白带下、月经先期、经间期出血、补妇人诸虚各 2，月经过少、痛经、闭经、产后、经期潮热、肿满各 1
清代以来	崩漏、月经过多、月经后期各 5，不孕症、闭经、月经不调各 4，带下 3，半产后、经行发热各 2，痛经、经期延长、妇人脚心疼痛、咳嗽、便血各 1

关于方剂类的统计结果，从表 1 里可以看出，宋元以后温经汤的记载陡然多起来，治疗的病种也相对多一些，我想应该是和北宋初王洙得到《金匮玉函要略方》，并使林亿等人校订编次后发行起来有直接关系，临床应用的范围得到进一步扩展，还出现了政府卫生部门认可的温经汤类方的通用方，如滋血汤。宋代的煎服法更加细致成熟，针对温经汤病人体质特征，《太平惠民和剂局方》中记载要"热服，空心，食前服"，以促进药效。其实，宋代以后医家对温经汤的临床运用还不很明确，在收录整理中发现也有抄录现象，所以统计中难免重复。

表2 历代温经汤方类主要治疗病症分类

科别	疾病及次数	种类	总次数
妇科疾病	月经不调52（月经后期、月经过多各21，月经过少2，月经不调6，月经先期、经间期出血各1），崩漏22，半产后20，不孕12，赤白带下9，闭经8，痛经4，围绝经期综合征、经行发热、补妇人诸虚各3	10	136
内科疾病	咳嗽、便血、瘀血口渴各2，血臌、脚心疼痛、肿满各1	6	9
外科疾病	跌打损伤1	1	1
总计		17	146

表2显示温经汤方类在古代主要用于治疗妇科疾病，妇科疾病占治疗病症的大多数，数据显示为93.2%，所治内科疾病多伴有月经异常，还可用治外科跌打损伤导致瘀血的一些病症。

表3 温经汤方类加味药物分析

功效	药物	种数	次数
活血化瘀药	桃仁2、红花1	2	3
清热药	干地黄3、黄连1	2	4
补血药	熟地黄3	1	3
补气药	白术3	1	3
补阴药	鳖甲3、龟甲1	2	4
补阳药	蛤粉、潼蒺藜各1	2	2
安神药	酸枣仁、琥珀各2	2	4
止血药	艾叶2	1	2
祛风湿药	五加皮1	1	1
平肝息风药	牡蛎1	1	1
理气药	乌药1	1	1
利水渗湿药	茯苓1	1	1
合计		17	29

方剂部分，从表3可看出，古人对温经汤加味药以安神药、滋阴清热类出现频次较高。因为古代医案例数较少，很难总结出规律来，我的统计主要集中在医案类部分。

医案类部分，收集到的古代医案只有5例，据记载判断性别都是女性，婚育的3例，可判断年龄的3例，这3例中，中青年2例，还有1例是50多岁的中老年。因为这一部分主要是针对现代医案进行统计，可查询到的2007年前正式发表的文章中，只收录相关个案。日本的温经汤资料，症状和治疗疾病部分是和国内医案一起统计的，资料显示在药物剂量上相对于中国来说偏小，剂量等也单独做了统计，后面会提到。

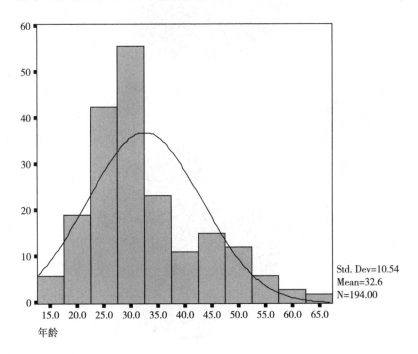

Std. Dev=10.54
Mean=32.6
N=194.00

年龄

图1 现代医案年龄频次图

先说一般情况，符合条件的203例，有年龄记载的194例，最大64岁，最小14岁，从图1柱状图来看，使用温经汤的年龄段分布为十四五岁到六七十岁，在统计中发现1例新生儿硬肿病使用了温经汤，他出生只7天，不足1岁所以没有纳入统计。

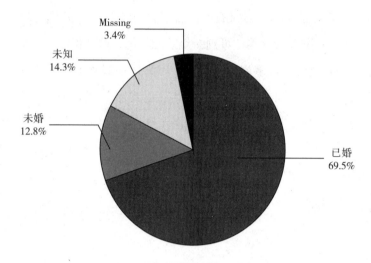

图2 现代医案婚育情况分布图

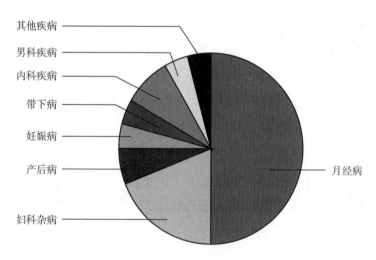

图3 温经汤现代医案主治疾病构成图

图2是婚育情况分布图，有记载的已婚141例（占69.5%），

未婚未育 26 例（占 12.8%），未知 29 例。图 3 现代医案主治疾病的比例结果显示，治疗的疾病仍然以妇科疾病为主，占 87.0%。在妇科疾病中月经病占 50.3%，排第 1，妇科杂病占 30.7%，排第 2；而在妇科杂病中不孕症占很大比例，占 85.2%。在内科疾病中，女性患病率很高，占到 66.7%，并且多伴有月经异常或经期症状。图 3 右半部分就是月经病所占比例，50.3%，达到一半了。月经病当中要提到痛经，图上看不出来，数值显示痛经 30 例，占月经病的 30% 以上，所以这里要提痛经（其中不包括未被列入统计的不作为就诊主诉的痛经，如不孕症病人多伴有腹痛或经期腹痛，或者是痛经合并不孕）。不孕症 52 例，占妇科杂病的 85.2%，占温经汤治疗所有病证的 26.2%，排第 2。

表 4　温经汤古代医案的主治症状

症状	古代医案	种类	症次
全身	汗出潮热 4（夜间潮热 2，身常自汗、潮热汗出各 1），肌肉消瘦、肌肤甲错、手足烦热、晨恶寒各 1	5	8
精神	神疲、恍惚谵语、抽搐、情志不舒各 1	4	4
头面部	口唇干燥 2，面唇惨白、火疮各 1	3	4
腰腹部	腹痛 5（少腹热痛、腹胁刺痛、小腹急痛喜按、少腹隐痛、腹痛各 1），腹胀、心腹满闷各 1	3	7
饮食睡眠	纳差纳少 3，呕逆、咳逆痰多各 1，难寐 1	4	6
舌苔脉象	细微、弦紧、舌胖无苔各 1	3	3
合计		22	32

　　下面详细看温经汤的主治症状，分别从全身症状、精神症状、头面部症状、胸腹部症状、饮食睡眠、舌和脉进行统计，这里只显示古代医案的结果（表 4），现代医案内容篇幅太长，难以呈现。

说明几点：第一，有些平时症状与经期症状在医案中表述不够明确，但是各种症状经期会加重，如面色苍白、腰酸、腹痛、呕吐泛恶、食欲不好。第二，腹证当中部分少腹、小腹表述不太清楚，没有分别计数，但分别从经前、经前经期和经期的腹证进行计数。腰部症状也没有单独计数，都放在腹证当中。第三，脉象方面也是复合脉做成单脉来处理。统计结果频次从高到低沉脉最多，133次，其次是细脉89次，再次是涩脉39次，第四是弦脉不典型了，沉、细、弱、涩这些脉象总体上是符合温经汤证的。

表5 153例现代医案药物剂量统计表

药物	最大量	最小量	平均量
吴茱萸	20	3	8.02
桂枝	20	2.5	9.33
肉桂	15	3	5.94
当归	30	4	12.09
川芎	25	3	8.58
白芍	30	4	12.03
赤芍	15	6	10.81
牡丹皮	20	3	9.24
党参	30	6	14.41
人参	15	3	7.76
阿胶	25	5	10.90
麦冬	30	6	11.93
半夏	18	3	9.69
姜（干姜或生姜）	15	3	8.33
生姜	15	3	8.71
炙甘草	12	2	6.36
生炙甘草	20	2	6.50

医案类药物剂量统计方面，古代的 5 例案例不做统计，主要对现代医案中的药物剂量进行统计，简单看一下（表 5、6），153 例医案中最大量当归、白芍、党参、麦冬均用到 30g，吴茱萸用到 20g，桂枝、牡丹皮也用到 20g，川芎、阿胶用到 25g，半夏 18g，量稍大一点，其他药物都是普通剂量。

表 6　现代医案药物平均剂量统计表（单位：克）

药物	小剂量	中等偏小	中等剂量	中等偏大	大剂量
吴茱萸	4.80	7.00	8.46	8.40	8.71
桂枝	5.00	5.04	5.90	8.77	11.05
当归	9.80	9.96	11.28	12.94	15.33
川芎	4.00	5.11	7.15	9.17	11.52
牡丹皮	6.30	7.04	7.77	9.34	10.90
阿胶	4.00	6.28	8.47	10.40	11.33
白芍	6.20	5.50	10.55	10.87	14.52
麦冬	1.80	6.61	7.47	9.85	13.48
半夏	3.00	3.75	6.53	7.87	12.10
党参	6.10	8.11	8.98	11.19	17.29
甘草	4.00	4.82	5.26	6.02	7.81
生姜	0.90	0.89	3.28	5.11	7.81

通过动态聚类分析，没有反映出分成的 5 个组间剂量和治疗病种之间有什么必然联系，也就是说多大剂量特异性地治疗某种疾病，这个没有反映出来。但反映出小剂量组治疗的范围更广，主要以治疗妇科月经病以及不孕症为主，可能与这些病症治疗的疗程比较长有关。后来又按照总剂量分 5 组剂量段进行分析，各组间剂量差异也没有反映出与临床治疗疾病之间的关系。平均剂

量统计显示，一般常用的是中等或中等偏大组的剂量，其次是大剂量组，之后是中等偏小组的剂量。

通过对医案加减味药物以及现代合方的情况分析发现，现代医案中加味的活血药占最大比例，为20.9%；其次是补阳药，现代医案加味药对于安神、清热、补阴药相比于古代少了很多。这里要提到被减味的药，按照第二个纳入标准，就是含原方12味药物中的至少9味，且加减不超过6味药，收集到的111个医案中，减味药频次一共为207次，被减的药按频次排序最高的是麦冬，其次是半夏，再次是阿胶，这三味药是被减频次最多的药。

另外，姜和甘草还有参的减味，能够反映出在运用温经汤时对于脾胃证候不重视的现象，或者说病人本身脾胃症状不典型也是一方面。我的观点是，如果病人没有典型的脾胃症状，从改善整体体质、顾护胃气方面来讲，这些药也不应该减去。有一次给我父亲煎药，用到白虎汤，他第一次喝就说胃不舒服，加红枣、生姜再煮，就好很多，这以后我就对顾护胃气深有体会，所以我认为在服用中药中顾护胃气是很有必要的。

统计还发现，现代医案里合方非常少，唯一1例合方是当归生姜羊肉汤，是治疗1例男性慢性前列腺炎病人。黄煌教授常用的合方是桂枝茯苓丸、四逆散、小柴胡汤和麻黄附子细辛汤这些。日本医案有一些合方，用到当归建中汤、麦门冬汤、当归四逆汤加吴茱萸生姜汤、酸枣仁汤和香砂六君子汤，各1次，还有加薏苡仁颗粒，治疗手掌皮肤病。

症状频次从高到低依次是：腹痛174次，脉沉133次，舌质淡114次，神疲乏力101次。提到腹痛，不知道大家在用温经汤的时候有没有注意到这一点，就是腹痛是很典型的一个症状，然后是脉沉、舌淡、神疲乏力，有点气血虚的状态。月经特点不说了。以上统计结果为归纳温经汤方证提供了重要依据。在相似度≥50%这一前提下，通过对所收集到的古今温经汤方和医案中体质、主治疾病、症状、体征还有舌脉描述等的统计分析，并结合黄煌教授和日本汉方医学对温经汤证的应用情况，大概可归纳出温经汤的方证，这里不再赘述。

温经汤的方证包括体质特征，参见黄煌教授《经方使用手册》，形体中等或消瘦，皮肤干枯黄暗、缺乏光泽，舌淡，脉沉细涩。邓诗军医生当时总结温经汤证抓手有五个方面：一是面色无华；二是脉弱；三是手足冷尤其是冬天比较冷；四是精神状态不好，下午容易犯困，也是精神面貌的问题；五是上热下寒，舌尖红，认为有郁热。

个人认为，实际临床上适用温经汤的不一定是很瘦的人，有的人偏胖但也符合温经汤证，其他医生也有反映。下面是按照现代医案出现频次由高到低排列温经汤所治疾病，排名第一的是功血，第二是不孕症，第三是痛经，第四是闭经，第五是绝经前后诸证，然后是产后诸证、月经后期。

温经汤的应用指征就是疾病与体质、方证的结合点，我觉得黄煌教授是想寻找这三者之间的规律，有人解释为三角关系。以不孕症为例，营养状况中等或较差、精神状态不好、体型中等或偏瘦体型体貌的一类人，有温经汤证的症状体征，那么她患了不孕症的话我们可以用温经汤。

二、温经汤现代临床应用规律及作用机制探讨

下面重点来看温经汤的现代临床应用规律探讨。

（一）妇科方面

1. 功血

功血是妇科常见病、疑难病，大家知道西医主要是运用激素、抗纤容、刮宫这样的方法。中医认为它主要是有虚、热、瘀的病理因素，用温经汤温中有行、温中有止、温中有养、温中有清。功血有排卵和不排卵两种，青少年主要是以促排卵为目的，围绝经期的功血是要促进她顺利地绝经。功血（中医称为崩漏）在温经汤治疗疾病中排名第一，遇到这类疾病时要想到温经汤，符合温经汤证的要试一下温经汤，符合温经汤证的病人出现以上各型功血都能在不同程度上起效或治愈。我治过1例体型偏胖的女性漏下，皮肤白皙，说话语轻，怕冷，手脚凉，脉沉弱，用温经汤，大概是用了两周多功血就止了，方中加用阿胶。

2. 不孕症

不孕症是世界共同关注的常见疑难病症。女性不孕并不是一个独立的疾病，而是许多妇科疾病的一种后遗症或结局。例如先天发育不良、生殖器畸形等器质性病变和月经病、带下病等非器质性病变及生殖器肿瘤等。就非器质性病变而言，排卵功能障碍是导致女性不孕的主要因素。中医认为不孕的原因很多，寒热虚实痰瘀都可能会导致不孕，但总体上宫寒不孕还是临床导致不孕的主流，温经汤的条文下也讲到："亦主妇人少腹寒，久不受胎"。可见它也是为主治妇人不孕设的，尤其是宫寒不孕。后人也认为种子之法首要调经，认为"经调则孕"。王慎轩在《调经种子经验谈》中也提到，活血化瘀之品为调经种子良方，他还说"血虚则无子，血滞亦可无子"。从文献报道分析来看，不孕症的研究是朝着辨病与辨证结合的方向发展的，这是 2008 年以前的文献资料分析结果。第二个特点是中西医结合治疗不孕症取得了比较好的效果。20 世纪 80 年代，日本的后山尚久运用氯米芬单独治疗下丘脑性排卵障碍导致的不孕，但结合应用温经汤治疗以后效果更加显著，后来很多医者在临床上逐步采用温经汤与氯米芬合用的方法治疗。日本的安井敏之对温经汤促进垂体促黄体素释放素的分泌研究较为深入，结合温经汤治疗比较严重的中枢性排卵障碍不孕病人疗效显著。

表 7　温经汤治疗不孕症病因、症状统计表

	原发性不孕 47	继发性不孕 14
病因	子宫发育不良、幼稚子宫 7，合并慢性附件炎 5（其中双侧输卵管不通 1、单侧不通 2），BBT 单向（即无排卵）3，子宫体后位 2，子宫萎缩 1，闭经 1，宫颈糜烂 1，子宫内膜异位症 1，合并月经不调 2，合并闭经 1	流产后 11，上环 2，慢性附件炎 2（双侧输卵管不通 1、单侧不通 1），子宫内膜炎 1，子宫肌瘤术后 1，子宫发育不良、幼稚子宫 1，BBT 单向（无排卵）1
经带症状	痛经 37，腹冷 21，月经不调 14，月经后期 13，月经正常 11；经量少 28，量多 3，中等 2，色淡 21，色暗 18，伴血块 15；白带量多 3，质稀 2	痛经 10，小腹冷 4，月经先后不定期 3，月经正常 2，月经不调 2，月经后期 1；经量少 3，量多 1，色淡 3，色暗 4，伴血块 5；白带量多 2，质稀 2
全身症状	面色萎黄 18［贫血貌 2（贫血 1）］，怕冷 16（腰以下冷 3，手足冷 9），腰痛腰酸 15，倦怠乏力 11，纳差恶心呕吐 9，大腹肌紧张、腹部压痛 7（左下腹压痛 5，脐旁压痛 1），消瘦 5，口唇干燥 4，性欲淡漠 4，头晕 3，睡眠差 2，手足心热 2，体胖 2，情志不畅 2，便溏下利 2，小便清长 2，下腹软 1，脐周动悸 1，手掌皮肤病 1（湿疹 1），头痛 1，汗出 1，水肿 1，皮肤干燥 1	怕冷 6（腰以下冷、上身热 1，手足冷、腰以下甚 3），倦怠乏力 5，面色萎黄 4（贫血 1），口唇干燥 3，手足烦热 3（手足热 1，手掌热 2），纳差 2，心悸 2，手掌皮肤病 2（角皮症 1），腹泻 2，小便频 2，情志不畅 1，盗汗 1，头痛 1，头晕 1，性欲淡漠 1，消瘦 1，左下腹压痛 1
经西医治疗	8	2

这部分内容我把中国和日本收集到的医案放在一起整理，一共收集到 61 例（表 7），中国 52 例，日本 9 例，排除男方因素或

男方非主要因素，有 43 例记载婚后不孕年龄，最短的有 1 年，最长的 16 年不孕，在结婚后 3~6 年间不孕的较为多见。从温经汤治疗不孕症病因和症状统计表上看，主要是治疗原发性不孕，61 例里面原发性不孕为 47 例，占温经汤治疗不孕症的 77%，其中生殖器官畸形，比如子宫发育不良、子宫后位，还有后天炎症是它主要的治疗目标。另外，国内对于病人体温记录不详细，所以中枢性排卵障碍是否为治疗目标，从上表和数据上看还不确定，但日本的研究发现，不孕症与中枢性排卵障碍有一定联系，而且他们认为温经汤在作用于中枢的同时，还能够直接作用于卵巢。另外，从表上看出，61 例原发性与继发性不孕症中，经过西医治疗的一共 10 例，不是很多，但反映出人们在西医治疗无效的时候还能想到我们传统中医，并得到治愈这样的特点。

表8　原发性和继发性不孕症病人年龄及服用温经汤取效时间、剂数统计表

		原发性不孕						继发性不孕				
年龄（岁）	最小	23	年龄分段				最小	26	年龄分段			
	最大	39	25岁以下	26~30	31~35	36以上	最大	37	25岁以下	26~30	31~35	36以上
	平均	29.1	5	29	10	3	平均	30.5	0	9	4	1
取效时间（天）	最短	3	天数分段				最短	3	天数分段			
	最长	90	10以下	11~20	21~30	31~90	最长	40	10以下	11~20	21~30	31~90
	平均	16.7	21	9	6	4	平均	15.9	5	1	2	1
服用总剂数	最短	3	剂数分段				最短	3	剂数分段			
	最长	90	10以下	11~20	21~30	31~90	最长	90	10以下	11~20	21~30	31~90
	平均	23.2	14	8	10	6	平均	29.0	5	1	1	3

表 8 是原发性和继发性不孕症关于病人年龄、服用温经汤取效时间与剂数的统计表。年龄在 25~30 岁这个时间段不孕的病人多一点，起效时间 47 例中 40 例是有效数据，最短的 3 天就取效，最长的 3 个月，这是单独统计我国的数据，因为日本服用剂量和我们不一样，是单独统计的，总剂数最少 3 付药，最多是 3 个月共 90 付的量。因为日本病案比较少，所以把原发与继发不孕合并统计，取效时间最短是 7 天，最长 5 个月，最短与最长都比我国的长，他们最长是 5 个月，我们是 3 个月，服用的总剂数最少是 10 付药，最长是 60 付药，可以反映出日本小剂量服用也是有效的，也反映出，如果对证的话 10 付药也能取效，但大多数案例还是服用半个月或 1 个月取效。日本服用剂量跟我们相比偏小，所以相对取效时间稍长。另外，温经汤在治疗原发性和继发性不孕方面作用大致相同。

下面分享一下两位医生用温经汤治疗不孕的经验，我觉得非常好。比如，刘洪祥他认为温经汤用于原发性痛经伴有原发性不孕属于子宫发育不良的，大多数病人在痛经消失后就能受孕，说明本方能够起到促子宫发育的作用，所以对于子宫发育不良的可以尝试使用温经汤来治疗。另外他还用温经汤治疗了 1 例子宫萎缩、输卵管不通的继发性不孕，用了有效，也说明温经汤能够促子宫发育，其机制还有待于进一步探讨。

傅再希先生的经验也很好，他积 60 余年的临床经验总结出的结论是：不孕首推温经汤。有老师讲到荡胞汤治疗不孕，但傅再希先生治不孕首推温经汤。温经汤是公认的妇科第一方。他的经验：一是不进行加减；二必须在行经期间服用，三五付后，经净即止，每月如此照服，假如经水不来多是受孕，不必再服。

3. 痛经

西医认为痛经与体内前列腺素 F2a 升高有关，中医认为辨证属于寒凝血瘀型痛经比较多，西医多采用口服止痛药治疗。痛经的年龄分布，从图 4 看，更多集中在 20~30 岁左右。在统计数据中，痛经例数是以经期腹痛就诊的病例，事实上，统计过程中发现，其他病种中有经期腹痛的比例很大，前面症状表中以及日本温经汤医案症状表中也能有所体现。综合起来，痛经一共 114 症次，占古今中外 236 例中的 48.3%（国外主要是日本，其他国家没找到资料），也就是说，服用温经汤大约有一半的病人会有经期腹痛，这是根据数据出来的，当然有的人是经期，有的是经前和经期都腹痛。所以我觉得有理由注意一下腹痛在温经汤证当中的特点。我用温经汤治疗痛经不多，但回想治疗的几例确有腹痛。

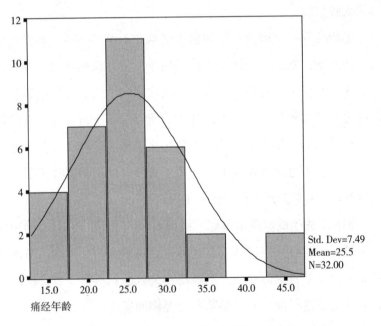

图 4　温经汤现代医案治疗痛经年龄图

4. 闭经

我查到的日本有关资料多一点，日本学者在内分泌失调方面的研究比较前沿。他们认为温经汤可以促进促黄体生成素和促卵泡生成素以及雌二醇的分泌，然后使血浆的激素水平恢复正常，使无排卵周期的病人能够排卵。还有日本学者认为，血浆中促黄体生成素值的异常导致的下丘脑性闭经和没有排卵周期的病人，应用温经汤能够诱发其排卵。温经汤还能够预防卵巢的过度刺激征，纠正和调节内分泌出现容易排卵的状态。也就是说，它具有双向调节作用，使得不排卵的能够排卵，排卵过度的也能够调节到平衡的状态，这也是很有意思的地方。另外，刚才提到温经汤与氯米芬合用是比较安全、有效的治疗不孕的方法。还有日本学者研究表明温经汤能够治疗女性高催乳素血症，且是治疗多囊卵巢综合征的首选药物。其实也反映出来，日本用温经汤主要是治疗继发性闭经，而且它是辨病不辨证的，只要是闭经就用温经汤与氯米芬来治疗。

再说一下国内现代医案中的闭经，都是继发性闭经，一共 16 例，13 例中年龄最小的 20 岁，最大 44 岁，其中未婚 6 例，已婚 7 例，3 例未知。从收集到的资料显示，温经汤治疗继发性不孕的病人也具有温经汤的典型症状：倦怠乏力、上热下冷、四肢不温、腹部冷痛、白带清稀等，所以还是辨病与辨证结合来使用温经汤能有效地发挥它的作用。

5. 产后病

在古代来讲温经汤是常用方，可治疗半产后瘀血在少腹不去。在收集到的 138 个温经汤处方中，用治半产后的 20 个，古代医案 5 例当中全是治妇科疾病，其中 2 例是产后病。现代人不大用温经汤治疗产后证，在收集到的现代医案中产后病只有9例，治疗产后风湿性关节炎、产后腹痛、产后身痛、产后腹冷痛、产后腰痛，还有剖腹产后腹胀痛、人流后腹胀各1例。

通过对203例现代医案治疗疾病频次高低排名，产后病靠后，妇科疾病中排倒数第二，这是历史性原因，现代很多产妇都到医院生产，使用温经汤的机会不多，温经汤是能够治疗各种产后疾病的，大家需要予以重视，有机会可以尝试使用。

6. 月经前后诸证

温经汤治疗妇科病最后的是月经前后诸证。收集到主诉是月经前后诸证的4例，包括经行咳嗽、经行呕吐、经行泄泻和经行咽喉痛各1例。但是在其他疾病的症状统计中发现月经前后诸证在温经汤证中占有很大比例，综合医案中月经前后诸证频次由高到低依次为：痛经87次，冷证63次，此后是腰酸痛、呕吐、恶心、腹胀等，痛经前面讨论过了。月经前后症状虽未全部独立成证，但可反映出温经汤证病人的经期前后身体状况。

【温经汤的作用机制探讨】

临床和基础实验研究结果显示，温经汤对整个中枢有调节作用，不仅能作用于下丘脑和垂体，还可直接作用于卵巢，改善卵巢功能，来达到治疗多种妇科病的效果。温经汤对下丘脑－垂体具有双向调节作用，分子学研究进一步证明了这一点，它能够预防卵巢过度刺激征，并且无卵巢过度肿大类的副作用。还有一个研究是关于寒凝血瘀证的，温经汤可以增加下肢血流量。对比研究结果显示，对于调节寒性月经不调，温经汤作用强于艾附暖宫丸。还有研究表明对于甲减引起的月经稀发也可以用温经汤治疗。

（二）内科和男科方面

收集到的现代病案中温经汤治疗内科疾病共 18 个病种，21例，神经系统、消化系统、心血管系统、泌尿系统疾病都可以用到，而且反映出如果是女性使用温经汤，大部分病人也伴有月经异常。邓诗军医生用温经汤治疗失眠、腰腿疼痛，但他讲温经汤证有便秘的症状和我统计出来的数据相反，临床上具体应用时应详细辨证。

男科方面，在收集的 203 例现代医案中，男性 11 例，其中男科疾病 3 例，分别为慢性前列腺炎、睾丸炎、阳痿各 1 例；日本29 例医案中，男性 2 例，男女比例为 1：13.5，无男科疾病记载。此结果也反映出男性除了无女性特殊的经带症状外，余证符合温经汤证也可以使用温经汤。

（三）皮肤病方面

在治疗皮肤病方面也是日本的经验更多一点，收集的 28 例日本医案中，使用温经汤治疗皮肤疾病 9 例，占 32.1%，治疗主妇湿疹、指掌角皮症或其他手掌皮肤病，日本使用温经汤治疗皮肤病是从大冢敬节进行相关研究后普遍起来的，我觉得他是注意到了仲景温经汤条文中描述的"手掌烦热，唇口干燥"的温经汤方证皮肤特异性病理特征，并将其灵活应用到了临床诊疗中。

指掌角皮症也有其他方证，用其他方的，比如有个病人就是手指、脚趾开裂，从身形体貌一开始以为可用温经汤，但继续问就不是，有的手脚烦热是实证。有个用了大柴胡汤的病人也说她晚上脚板心热，可见还要辨证。

进行性指掌角皮症病人大多数为女性，疾病特征是手指（趾）

纹会消失。和手掌慢性湿疹的鉴别点是前者和月经、妊娠、产乳有很大关系，就是说和内分泌有关系，但用激素效果不太好，可用软膏涂抹，其中用紫云膏效果较好。学习日本的经验，对症治疗进行性指掌角皮症效果显著，大概1个月就会根除。从古到今治疗进行性指掌角皮症的还有其他一些方子，例如麻杏薏甘汤、桂苓丸、归芍散、薏苡附子败酱散、八味丸等。

国内用温经汤治疗皮肤病的确实不多，古代文献也几乎没有，在收集到的203例现代医案中，只有1例治疗皮肤病，是治疗荨麻疹的，病人荨麻疹反复发作2年，没有过敏史，月经正常，量不多，没有血块，但她伴有温经汤的口干烦热，有遇热荨麻疹加重的特点，用了温经汤加僵蚕、防风，10付药就好了，随访3年没有再发。还有王彩清报道温经汤治疗荨麻疹80例，有较好疗效。

三、黄煌教授应用温经汤的经验

黄煌教授认为，温经汤是古代的助孕方、调经方，是女人方，有治疗痤疮、卵巢早衰、失眠、胃病、更年期妇女久泻等的经验案例，也有用温经汤治疗男性内科和男科的病案总结，他认为对于精气不足的瘦弱干黄的男子，温经汤不失为一张强精良方。关于黄煌教授用温经汤的经验，可以查《黄煌经方医案》《黄煌经方医话》《经方使用手册》等。

除了"腹证"，黄煌教授还总结了温经汤的"手证""唇证"，称温经汤既是美容方，也是美手方。黄煌教授认为，指（趾）掌角皮症是雌激素水平下降导致的，所以如果病人没有月经异常的表现，没有寒象，指掌（趾）开裂，口唇干燥，皮肤也比较干，面色也没什么华彩，一般用炙甘草汤加鹿角胶，此外黄煌教授还会吩咐病人多吃猪蹄等胶质类的食物，疗效还是非常肯定的。

为方便长期服药病人，黄煌教授拟定出温经膏，药物比例和制法网上可查，特介绍如下。

【处方】吴茱萸 50g，党参 120g，麦冬 150g，制半夏 60g，炙甘草 60g，肉桂 60g，当归 120g，白芍 120g，川芎 120g，牡丹皮 120g，阿胶 250g，生地 120g，干姜 60g，红枣 250g。

【辅料】核桃肉 200g，黑芝麻 200g，冰糖 200g。

【制作】核桃肉、黑芝麻分别碾粉备用。其他药除阿胶外，水煎 3 次，过滤去渣，文火浓缩；加入核桃肉、黑芝麻，然后阿胶加黄酒炖化后，与冰糖一起收膏。每次服用 15g，1 日 2 次，开水冲服。

【适用人群】此为女性调经美容膏，多用于闭经、不孕症、功能失调性子宫出血等，也可用于更年期失眠、腹泻、老年性阴道炎、外阴瘙痒症、手足皲裂、指掌角化症、黄褐斑、口唇干枯、发枯黄脆等。其人多羸瘦而皮肤松弛，腹壁薄而无力，口唇干燥而不红润，皮肤干枯发黄发暗，缺乏光泽，或潮红，或暗红，或有黄褐斑。有些病人的手掌脚掌出现裂口，有疼痛或发热感。还有的女性出现阴道炎、阴道干涩瘙痒。不少女性的毛发出现脱落、干枯、发黄，易于折断。

【注意事项】体形肥满壮实、营养状态好、面色红润者不宜服用本方。多食牛羊肉、猪蹄、鸡爪等。

许多女性每天早晚各冲一汤匙温经膏，十分方便，加芝麻、核桃仁的更香。鹿角胶是传统补肾填精的药物，对月经不调、不排卵等有调理作用，所以黄煌教授也常加入。

【应用体会】我给我妈用过温经膏，她手脚开裂很严重，我小的时候记得她经常要用胶布将裂口缠起来，她在绝经前后还出现一次功血，而且皮肤干燥无光泽，2016 年曾用过另外一个温经膏方，是除了《金匮要略》温经汤还加了补肾滋阴的大方子，有 30 多味药，2017 年冬用黄煌教授的温经膏，做成膏体偏硬，但症状改善还不错，自己没什么大的感觉，但总体上体质有改善，她患有梅尼埃病，一晕就恶心呕吐，还患有萎缩性胃炎，常年吃饭不香，原来给她开过柴胡桂枝汤，在老家别的医生处看过，处方多用干姜，认为是胃寒。吃了两年温经膏，头晕很少发作了，手脚皮肤也变得特别润滑。

四、中日两国现代应用温经汤的比较

表 9　中日两国现代应用温经汤对比

比较项目		中国	日本
年龄	最小	14 岁	22 岁
	最大	64 岁	65 岁
	平均	32、56 岁	36、24 岁
性别	男	5.4%	6.9%
	女	96.6%	93.1%
	男女比例	1∶17.4	1∶13.5
主治疾病（前 5 位）		不孕症、痛经、崩漏、闭经、绝经前后诸证	不孕症、进行性指掌角皮症、闭经、痛经、湿疹
主治症状（前 10 位）		腹痛、神疲乏力、面色㿠白、冷证、口唇干燥、头晕头痛、饮食不佳、五心烦热、白带多、腰酸痛	下腹痛胀满、冷证、热证、口唇干燥、手足热、手掌干裂、面色苍白不红润、头痛头昏、脸颊烘热感、神疲乏力（余难确定）
一剂处方量[1]	最小	48 克	3 克
	最大	183 克	7.5 克
	平均	97.85 克	4.5 克
取效时间	最短	1 天	1 天
	最长	90 天	150 天（5 个月）
	平均	9.94 天	33.17 天

比较项目		中国	日本
连续服用时间[2]	最短	2 天	5 天
	最长	24.28 周（170 天）	27.71 周（180 天）
	平均	2.66 周	9.43 周
剂型与服用方法		除汤剂口服为主外，还有丸剂、膏剂、散剂、外洗剂等	散剂为主，少部分为汤剂
副作用		头晕、咽干、心烦	胃部不适、食欲减退

注：1. 中国为口服汤剂，其他剂型不列入统计范围；日本主要为散剂，少部分为水煎剂。

2. 纳入统计标准：中国最少不低于一剂，日本最少不低于一周。

关于中日两国现代应用温经汤的比较方面，日本用温经汤主治疾病排名第一的是不孕症，其次是进行性指掌角皮症，从数据看，中日两国年龄性别占比差不多，主要不同点还是在主治疾病排名的次序上，前三名由高到低，中国排名依次是不孕症、痛经、崩漏；日本排名依次是不孕症、进行性指掌角皮症、闭经。起效时间因为剂型不同而有差异，日本多用散剂，而中国多用汤剂。《日本汉方医学》这本书中记载有温经汤的常用量，里面半夏和麦冬的用量偏大一点，都用到 5g，吴茱萸剂量偏小是 1g，《金匮要略》原文里面吴茱萸用量其实是大的，所以和仲景原方比例还不太一样，另外大家知道日本处方一般是原方，加味药也很少，一般不超过 3 味，为静态治疗。

再提一下麦冬，黄仕沛老师医案中温经汤麦冬用到 30~90g 不等，且温热药加重，麦冬随之加重。其理由有二：一、烦热、口唇干燥是瘀血间接结果，活血化瘀之余仍需益阴；二、方名"温经"，一派温热药配大量麦冬，能使耐久服药。

五、温经汤相关疑难问题的探讨

（一）关于"病下利"与"病下血"

历代许多《金匮要略》名家对温经汤条文中"病下利数十日不止"之"下利"一症大惑不解，多改"下利"为"下血"，多个版本的教材亦从此说，似乎已成定论，然，也有一些不同意见，认为"下利"乃仲景原书记载，其不同理由如下。

首先王叔和著《脉经》去古未远，该书温经汤证亦作"妇人年五十所，病下利数十日不止"，故认为原书记载当为"下利"。

吴仕骥认为温经汤治疗下利的理由有三：①清代王清任《医林改错》有膈下逐瘀汤治久泻的记载。②温经汤证方后注云："亦主妇人少腹寒，久不受胎；兼取崩中去血，或月水来过多，及至期不来。"说明温经汤具有调经、种子、治疗崩漏的作用。"亦主""兼取"云云，反证出原文"下利"二字不误。③后世方书如《太平惠民和剂局方》卷之九《治妇人诸疾》载："温经汤治冲任虚损……或崩中去血过多不止。又治曾经损娠……发热下利。"此外，刘雪堂从经水同源角度也进行了论证，认为"妇人病下利……但当止利，经自当下"，温经汤可治疗下利、闭经。

临床也确有见经期呕吐、泄泻与平时带浊的病例。在笔者纳入标准内收集到的包括日本在内的 236 例古今温经汤医案中，症状明确有呕吐者 18 例，有泄泻者 8 例，便溏稀薄者 11 例，腹泻便秘交替者 1 例，白带量多者 33 例（其中白带多 15 例、白带多而清稀 11 例），占总例数的 30.1%。经期呕吐 13 例、泄泻 1 例、便溏 1 例，而且以经行呕吐、泄泻、慢性泄泻就诊的各 1 例，可见吐泻和白带多是温经汤证的一个很重要的指征或或然证，有医家以温经汤治疗瘀血所致的经期呕吐、泄泻与带浊，取得很好疗效，也充分反证了血瘀所致水液代谢障碍理论的成立。

（二）关于"此病属带下"

大体上，"带下"的病名，在汉代以前大多作为妇产科疾病总称，晋代以后出现狭义和广义两种概念，至唐代以后才基本上定位于狭义带下病的概念上。

（三）关于方中半夏

1. 和胃运脾，降逆安神

我收集到包括日本的医案在内的 236 例古今温经汤医案中，出现消化道症状者共 78 例，占 33.1%。症状明确有呕吐者 18 例，其中经期呕吐 13 例，以经行呕吐就诊者 2 例，人工流产术后腹胀作呕和剖腹产术后腹胀嗳气各 1 例；泛恶者 14 例，其中经期泛恶者 3 例；食少纳呆者 46 例，其中经期表现加重者 7 例。方剂类中食不进、气逆呕吐各有 1 次。

236 例古今温经汤医案中，记载有睡眠情况的 23 例医案中 21 例有睡眠障碍（失眠 9 例，少寐 3 例，多梦、失眠多梦、失眠多梦眠少各 2 例，嗜睡、入睡困难、睡眠浅早醒各 1 例），其中，以睡眠障碍就诊的为 2 例。

2. 降胃气，通冲任以调经

半夏通降阳明胃气即有助于通冲任，通冲任则可助祛瘀调经。陈元犀亦云："半夏胃药亦冲药也"（《金匮方歌括》卷 6），王绵之也说："降阳明之气则所以降冲脉"。

有人认为，半夏配伍麦冬，一燥一润，可降逆以平冲，故治疗倒经鼻衄、瘀血阻滞之月经病、胎死胞中及催经止孕的方中，半夏每多注意与降阳明、平冲任、通经水的药物配伍使用，如陈修园用麦门冬汤治疗倒经，《景岳全书》记载用脱花煎加车前子、芒硝治疗胎死腹中。

张友红在用温经汤治疗痛经时，未用半夏病人出现鼻衄，复诊时即加半夏6g，生姜易炮姜3g，服5剂，诸症消失。此后在临床运用温经汤均未去半夏，也未见鼻衄。

3. 燥湿散水

《张仲景50味药证》考证半夏主治呕而不渴，兼治咽痛、失音、咽喉异物感、咳喘、心下悸等。温经汤病人多有口唇干燥，收集到的现代医案中口唇干燥者48例，其中不欲饮或少饮11例，半夏主治呕而不渴，与此症相合。在对收集到的温经汤现代医案中出现半夏的110例剂量进行分析发现，大剂量使用半夏多是因为病人消化系统症状较明显，出现呕吐泛恶、腹胀消化不良等。常见使用半夏剂量多在5~8g。此外，《经方100首》里也介绍了胡希恕、刘渡舟、岳美中使用温经汤的见解和经验。

经方治验

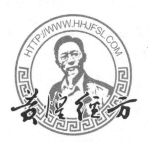

张丰先生思考了一会儿说："少阴病病人症状缺失的文本依据至少有两点。一、少阴病的提纲证里除了通过'脉微细'告诉我们病人气血不足之外，几乎没有一个明确的症状。'但欲寐'是一个生理现象或者说是一个亚健康状态，健康的人也时有发生。二、仲景在少阴病篇，四次使用'得之'一词，日本汉方家考注认为，'得之'是病人对自己'发病的具体时间不清楚'的时候使用的字句。为什么病人对自己的发病时间不清楚呢？就因为病人没有自觉症状，或者是病人的自觉症状很轻微。"

"少阴病的初始症状都是很轻微的吗？"

"那也并不尽然"，张丰先生摇摇手："我们要把少阴病初始病况，理解为貌似平常，事实上内部潜藏着危机的生命状态。但是初学者会像'瞎子不怕蛇'一样，容易赤脚踩在蛇头上。大冢敬节有一段话说得非常好。他说：'病是身体向病邪作斗争，两军势均力敌时乃成激战。激战是明显的重症，谁见了都不会错。可是有不战而败的，强敌面前的弱卒是不战而走的。这样的战争是听不到枪声、喊声的，听不见枪声就说没有战争，那是错误的。'"

张丰先生的这番话使我在学习《伤寒论》文本时，找到了一个极好的切入点，原来仲景借助于遣词用字的高度技巧，在词语的移动变换中引导我们去领略他的医学思想。我明白，目前对仲景诊治思路的把握还没有头绪，即使在文本的理解层面上，都还需要一个逐渐深化的过程。可叹的是，正由于这些词语的阻隔，我阅读《伤寒论》条文时才会出现认知思维在逻辑上的断裂与跳跃，因此就不能完整地理解仲景的真实意图。

少阴病初期经常出现表阴证的观点，使我在临床上开始更广泛地使用麻黄附子细辛汤等方剂。多年后，我在自己身上也使用了好几次。由于是自验例，感受更为贴切，所以现在我将其记录下来，供大家参考。

案例一　1980 年，我 37 岁。那年，我们全家都居住在温州市郊头陀寺的卫生干校的职工宿舍里。5 月的一个下午，我感到浑身不自在，头痛畏光，恶风恶寒，皮肤无汗，咽喉稍有涩痛，晚饭一点胃口也没有，头脑昏昏沉沉的。舌象没有什么异常，脉象沉数，腹部没有压痛，但是用手摸去感觉不舒服。我踡卧在被窝中，但欲寐而不寐，极度疲惫，同时极为烦躁。

这是一个典型的少阴病初期表阴证。由于无汗，体质不虚，应该是麻黄附子类方证。在辨别到底是麻黄附子细辛汤证还是麻黄附子甘草汤证，需要反复斟酌，费尽了周折。从发病的时间来看，应该是"少阴病，始得之"的麻黄附子细辛汤证；但是咽喉稍有涩痛，又好像是"少阴病，得之二三日"的麻黄附子甘草汤证。考虑再三还是处以麻黄附子细辛汤一帖（麻黄 6g，附子 10g，细辛 3g），生甘草另包，准备作为口腔含片，衔在嘴里。头陀寺远离城镇，周围最近的中药店在东游村，还不知道有没有这几种辛热的中药。我妻子把一个热水袋放在我的被窝里，就带着手电筒去一个陌生的村庄抓药去了。妻子在黑夜里寻找到中药店，在与店里的老师傅费尽了口舌后，才终于把这四味药完完整整地配了回来。在这来回的 40 分钟里，我在被窝里发作了好几次阵发性的寒战，双脚特冷、特冰。我本能地把热水袋挪移到脚的附近，把所有的被单、衣服全加盖到棉被上，这才感到舒服了许多。眼睛一睁开头部就难受得厉害，有一种发热、烦躁欲死的感觉，一点汗也出不来，体温为39.8℃。夜里9时左右，我喝了第一煎药汁，辣得厉害，接着就把甘草衔在嘴里。这是我生平第一次喝麻黄附子细辛汤，其气其味全记住了。大概半个小时左右，寒战明显地缓解了下来。一个小时以后，烦躁欲死的感觉开始淡去。接着被窝上面的被单、衣服一件一件地被拿了下来，人也开始有点儿感觉疲惫欲睡。脑子在混混沌沌中翻江倒海，腾云驾雾。有时感到胸闷得吸不进一口气来，挣扎着把棉被推开；有时感到从噩梦中突围而出，一身轻松。后来感到有汗出来了，身体开始感到有点儿舒服起来，头脑也安静了下来。朦胧之中，仿佛知道自己身体内部进行着一场和病魔的搏斗，感到任务沉重，非常吃力。妻子给我喝第二次药汁的时候是凌晨一点钟，恶寒已经减少，头脑也清醒了一些，眼睛已经可以适应灯光，体温下降到38℃。因为出了不少的汗水，在妻子的催逼之下，我在被窝里非常无奈地换了湿湿的内衣内裤，更换时仍然有点儿恶风。再躺下去就睡着了，睡眠中还是有梦，但是已经没有了昏天黑地的噩梦。睡梦里觉得有时候在出汗，也觉得有烦热，好像明白烦热是坏的，出了汗烦热就会去掉，后来进入了极为疲惫的梦睡之中。一觉醒来，感觉良好，霍然而愈。还感到肚子饿了，闻到食物的气味特别沁香扑鼻。妻子告诉我，上半夜，我大声地呼气，就像干重体力活时似的喘粗气；下半夜以后，喘粗气的现象渐渐地减少。她说，刚刚起来的时候，房间里有一种难言的臭味，打开窗户后臭味才慢慢地散去。

　　我吃了一大碗稀饭就上班去了，精神和平时没有区别，谁能相信我昨夜还在寒战高热，今天居然恢复如初了。

这个自验例的辨证的重点在于如何抓主症，当时出现了一大堆脉症：头痛畏光，恶风恶寒，皮肤无汗，极度疲惫，头脑昏昏沉沉，咽喉稍有涩痛，脉象沉数，体温39.8℃，但是它们并不那么清晰地指向"表阴证"。我是从哪里寻找到切入点——"抓主症"的把手的呢？

可以说，在这里阴阳辨证起了总纲的作用。正如《景岳全书·传忠录》上卷《阴阳篇》所云："凡诊病施治，必须先审阴阳，乃为医道之纲领，阴阳无谬，治焉有差，医道虽繁而可以一言以蔽之曰阴阳而已。"

"恶风恶寒""寒战""一点也不想喝水""脚特冷、特冰""头痛畏光""蜷卧在床上的被窝之中""极度疲惫，头脑昏昏沉沉""脉沉"等症状，都指向阴阳辨证中的"阴证"。

确定了是以"恶寒"为主症的"阴证"（即"三阴证"）以后，由于在恶寒的同时还有"发热"，就可以进一步诊断是少阴病的表阴证了。正如日本汉方家中西惟忠所说的那样："从发热恶寒的阴阳属性言，热是阳证中重要症候，寒则涉及阴阳两证。三阳在外，主要表现在于热，判断专靠恶寒，故恶寒为其太阳外候之标准；三阴在里，以寒为主，判断之法为是否有热，以发热为其少阴外候之标准。"这一段话，真是一语破的，击中了辨别表阳证与表阴证的要害。

辨证中的"发热"，是指我病症中有"发烧的自我感觉"，而不是指我病症中"脉数""体温39.8℃"与"咽喉稍有涩痛"的表现。

因为所有的感染性、传染性疾病都会体温升高。体温升高后，除"相对迟脉"的伤寒病外，脉搏都呈正相关的增快。由此"脉数"

与"体温升高"在中医的辨证中难以分辨其寒、实、虚、热，所以它们不能成为诊断病证的要素。"咽喉稍有涩痛"也不一定是热证，少阴病也会出现咽喉疼痛，如康治本《伤寒论》第57条："少阴病，二三日，咽痛者……"就是明证。

再从另一个角度来看，以上"蜷卧在床""极度疲惫""脉沉"等脉症也基本符合《伤寒论》少阴病的提纲证："少阴之为病，脉微细，但欲寐也"（第281条）。需要厘定的是，"沉脉"也应该是少阴病的主要脉象，譬如康治本《伤寒论》第62条"少阴病，脉沉者……"，宋本第323条"少阴病，脉沉者……"都是明证。

然而对于初学者来说，问题没有这样简单，会有好几个矛盾的概念纠缠着你。

《伤寒论》中一些带有提纲性质的条文，不但起不到标杆性的作用，反而会使辨证思路陷入迷惑之中。

譬如宋本《伤寒论》第7条云："病有发热恶寒者，发于阳也。无热恶寒者，发于阴也。"因为其行文清晰干练，对仗工整，读来又朗朗上口，所以被历代医家所青睐，甚至被一些医家奉为《伤寒论》的总纲，放在全书的第一条。

对照表阴证的发热和恶寒同时存在的临床事实，如果运用上述条文就会给鉴别带来迷惑。

也许有人以"反发热"与"发热"的不同来分析两者的不同，然而也是无法自圆其说。因为，发热，医者是可以诊断出来的，至于发热"反"不"反"是一个抽象的理论问题，和识别方证的关系不大。又如白虎加人参汤证（第169条：伤寒，无大热，口燥渴，心烦，背微恶寒者，白虎加人参汤主之）也是"病有发热恶寒"，如果按图索骥、死抠条文，就会死于句下。

我认为这条条文对于分辨太阳病与三阴病具有一定的意义，如果再认真参考汉方家中西惟忠的见解，辨别太阳病与三阴病就更为完备了。

理解少阴病表阴证的理论不容易，运用少阴病的麻黄附子细辛汤证、麻黄附子甘草汤证与桂枝加附子汤证更不容易。

案例二 1988年，我45岁。那年8月，单位工会组织大家到庐山休养。当汽车开进半山腰时，就没有了夏日的暄热之苦。

到了目的地，我们刚走下汽车，就感到滚滚而来的凉风所送来的寒意。在宾馆的集体淋浴室里，其淋浴水没有加温。我想大暑天的，淋淋凉水也无妨。但我意想不到庐山的凉水竟会是这样的冰冷彻骨，淋水之后，全身毛发耸然，肢冷形寒。草草地淋洗了几下就急忙地穿上了衣服，然而为时已晚。晚餐时我一点食欲也没有，精神不济，感觉恶风恶寒，颈项强直，浑身肢节不利。饭后勉强跟随大家去爬山后，就感到支持不住了，只想赶快到房间里躺下休息。看他们个个玩得汗流浃背，但是我毛孔紧闭，皮肤干涩无汗，用手轻轻地摸去，就感觉异常，很不自在。我只好提前独自回来，在牯岭街寻找到一间还没有打烊的中药店。向店家购买了一支体温计，夹在腋下自测体温，看到是39℃，即使稍有降低，也已经是够高了，难怪这样地不舒服。出门在外，只怕生病，庐山风光不能观赏不说，还会影响大家的雅兴。心里深深地懊悔自己贸然淋洗冷水。

站在中药店的柜台前，给自己按了脉，发现脉象沉紧而数。踌躇了半天，思考着该用什么方？

首先考虑使用葛根汤，所有的脉症几乎与其相对应。然而我有一种预感，病情可能还会进一步地发展，如果恶寒演变为寒战，精神进一步疲惫，可能就会与上一次一样，转化为麻黄附子细辛汤证。于是同时抓了两帖不同的方药，过一会儿看情况再见机而行。

在回旅馆的路上，周身畏寒，偶尔出现寒战，晚风吹来如同冬天。一心只想赶快回去，然而两腿无力不听使唤，真是所谓的步履艰难啊。短短的一段路不知走了多少时辰，特别是旅馆的十来级台阶，简直使我费尽了所有的体能，然而身上没有一点半丁的汗花。这一些病况都不是太阳病应该具有的症状，所以当我到达旅馆厨房的时候，我已经决定服用麻黄附子细辛汤。服务员的态度令人难忘，她们寻找到煎煮中药的药罐，反复刷洗了几次以后，把中药徐徐地放进了青瓷的药罐，然后加入清水，盖上罐盖，让其慢慢地浸泡。我极为难受地半倚半靠在竹椅上，冰凉的竹片使我感到刺骨的寒冷，我心急如焚地想回到房间躺下，又不好催逼服务员快点把罐盖放到火炉上。我悉悉索索地等待了半个小时，终于喝下了麻黄附子细辛汤的第一煎，我带上第二煎的药汁，跌跌撞撞地回到了房间。房间里欢声笑语，下棋的下棋，打扑克的打扑克，我的进来没有引起大家太多的注意。我跟大家招呼了几声，就一头钻进了被窝。

在被窝里，寒冷一阵阵掠过头顶，寒战也时有发生，颈部的疼痛也趁机捣乱。我想这个样子明天怎能出门？我忍受着痛苦，等待着药效的来到。寒冷像渔网一样裹挟着我，空调机的声音像冬天的寒风在聒噪，电视里的歌声像村妇骂街，周围的交谈令人心烦，我盼望着太阳与热量，我盼望着在浴缸里洗热水澡。在半睡半醒中我朦朦胧胧地听见陈老师和其他老师在议论我生病的事情，他们轻轻地过来探听动静。有人用手在我的额头上探摸着有没有发烧，过后又听见他们在讨论我是不是中暑了。我在被窝里和病魔鏖战正酣，热浪和寒流处于胶着状态。大概是我大口的喘息惊醒了大家，陈老师轻轻地摇醒了我，细声细语地询问我哪里不舒服？需要什么帮助？我在他的帮助下，把重新加温的第二煎的药汁喝了下去，躺下来不久就有点儿微微汗出。房间里的文娱活动还在继续着，在谈烟论酒中，还提到我说的"庐山老窖"，也许是我记错了牌子，所以成为大家的谈资笑料。接下去，周围的声音渐渐地听不见了，身上也慢慢地暖和起来，汗也涔涔而出。终于进入梦睡之中，梦中在穿越大沙漠，希望与苦痛同在，我饥渴地爬出了戈壁滩，舒坦而无力地躺卧在绿洲上。

叽叽喳喳的鸟叫声吵醒了我，庐山的早晨静悄悄的。醒来后，我感到全身舒畅，连头颈也没有一点难受，只是短裤、汗衫汗水黏黏的，棉被、床单与枕头上的毛巾都是湿漉漉的。我看到大家晨梦未醒，就去打了一大盘热水，把身体擦洗干净，换上了新的衣服，走出房间，散步在芦林湖畔。当我在餐厅里吃早点时，同事们才陆陆续续来到。大家看见我精神焕发的样子，都感到不可思议。那天的安排是下山游览享有"海内第一书院"之誉的白鹿洞书院。有人劝我在山上养息，不要长途跋涉了，我认为身体已经完全恢复就要求和大家同行。

以上两个自身的治验例，我凭记忆将其记录了下来。记忆显得笼统而粗糙，更细微的描述与更深层分析尚待展开。

布鲁氏菌病，简称布病又称地中海弛张热、马耳他热、波状热，是由布鲁氏菌引起的人畜共患的全身性疾病，主要流行于内蒙古、黑龙江、新疆等牧区。以羊、牛、猪感染为主，人群易感，可通过飞沫、皮毛加工等经呼吸道感染，也可通过染菌的乳制品、未煮熟的牛羊肉等经消化道感染，还可通过与接产员、兽医接触或通过挤奶、屠宰等接触经皮肤黏膜直接接触感染。临床表现为低热、乏力、出汗、关节肌肉疼痛、食欲不振、睾丸炎、卵巢炎、淋巴结肿大、肝脾肿大等。早期症状与感冒相似极易误诊，因病人一旦患此病，便会丧失劳动力，所以地方又称"懒汉病"，牧区人民都很怕得此病，患了此病，身心多受影响。一般得此病都会去传染病医院治疗，极少求诊于中医，此也是一种误区，认为中医治不了此病。我在呼伦贝尔行医，也极少遇到，今年7月有一位女病人，患布病多年，因服西药副作用大，且多年未见好转，经人介绍来我处就诊。

赵某，女，28岁。初诊日期：2017年7月9日。形貌：身材瘦高，脸瘦长，面色晦暗有斑。

【主诉】肌肉疼痛，关节胀痛，怕冷（病人三伏天穿长袖外衣就诊），自汗盗汗并见，心口窝处感觉发闷。

【刻下症】病人得布病多年，最近严重，传染病医院开了很多药（西药和蒙药），服药后病情并未缓解，且胃很不舒服，现在感觉浑身肌肉酸痛、关节胀痛，怕冷，乏力，自汗盗汗，心口窝下发闷，无食欲，大便、睡眠正常。

【实验室检查】虎红平板凝集试验（RBPT）阳性。STA 1∶200，15个加号。

【西医诊断】布鲁氏菌病。

【中医辨证】柴胡桂枝汤证。

【处方】柴胡桂枝汤。

【方剂组成】柴胡15g，姜半夏10g，人参10g，甘草10g，黄芩10g，桂枝15g，白芍15g，生姜3片，大枣5枚。每日1剂，水煎服，分两次服用。

二诊：此次病人穿短袖前来，自述不怕冷了，肌肉疼痛减轻，关节不疼了，食欲比前见好，汗出减少，乏力感好转，心口窝处不闷了，但大便次数增多，1天3次。守原方，将生姜易干姜，再5剂。

三诊：病人7月20日就诊，诸症均减轻，大便每天1次。效不更方，再服5剂。

2017年7月25日微信问诊诸症全无，病愈。

按：《伤寒论》146条："伤寒六七日，发热微恶寒，肢节烦疼，微呕，心下支结，外证未去者，柴胡桂枝汤主之。"该女所患不正是此条文的典型疾病吗！怕冷，汗出，关节肌肉疼痛，为太阳表证，同时又出现了心下发闷、默默不欲饮食的柴胡证，所以选用了太阳少阳合病的柴胡桂枝汤。

方证对应，服药5剂病人情况便好转很多，脱掉了外套，外证一除便不那么怕冷了，心情也舒畅很多，饮食也较以前增加，只是大便次数增多。此方调和营卫，表里双解，津液得通，则大便次数增多，将生姜易为干姜，这样干姜、桂枝同用温补止泻，再服5剂后大便正常。

忆条文，寻方证，不为西医病名所左右，为辨证找到依据，临床才会取得佳效。柴胡桂枝汤现在临床多用于治疗发热性疾病及感染性疾病、消化道疾病、肝炎、肝硬化、神经功能性病症、神经官能症等。布鲁氏菌病病人临床多表现为多汗发热、肌肉疼痛等桂枝证，继有卵巢炎、睾丸炎、淋巴结肿大、肝脾肿大，均为柴胡类病证，由于患病时病人生活受到影响均会导致情志的异常，那么是否可以把柴胡桂枝汤作为治疗布鲁氏菌病的专方呢？此有待进一步研究。

［案1］L女士，45岁，商人，2015年4月15日初诊。

主诉为右肩周疼痛伴肩关节活动受限半个月。既往有发作史，曾服用某医"清湿热"的中药后缓解。近半个月复发，右肩周关节前后屈伸则疼痛难忍，活动受限，局部无红肿。其人体格壮实，口苦口臭，胃纳素佳，大便干或烂、色青、奇臭。平素月经血块多。胃病时有发作，服大柴胡汤合栀子厚朴汤获效。舌红，苔厚黄白，脉稍数。腹部充实有力。予桃仁10g，桂枝10g，大黄15g，玄明粉（冲服）10g，甘草5g，2剂水煎服。

4月17日复诊：服药后大便量多或少，便次增频，右肩周疼痛明显减轻，活动已不受限。原方续服4剂巩固。

［案2］Z小姐，22岁，工人，2015年4月17日初诊。

其人体型偏瘦，肤色白皙，头发眉毛粗黑，双眼明亮有神。诉停经50天，伴头痛6小时。病人近3年月经失调，月经7/40~90天，大多需西药催经（具体不详），量中，血块多，间有轻度痛经，经前乳胀，平素白带正常。末次月经为2015年2月27日。刻下6小时前开始出现头痛，巅顶至枕部为甚，疼痛剧烈，提捏或拍打局部后稍缓解，平卧时更甚，自诉"欲撞墙，烦躁得很，就想发火"，无恶心呕吐，自行服用对乙酰氨基酚缓释片2片无缓解。唇红，舌稍红，苔薄白。我院查血HCG（－）。彩超：子宫内膜增厚达19mm。予桂枝10g，桃仁10g，大黄15g，玄明粉（冲服）10g，甘草5g，三七粉（冲服）3g，2剂水煎服。

桃核承气汤治疗女性痛证案例三则／郭阳青

087

4月19日复诊：药后头已不甚痛，烦躁感减轻。月经于今日凌晨来潮，量中，血块少，痛经轻，大便烂、3~5次/天。予桂枝茯苓丸加大黄牛膝：桂枝10g，茯苓15g，赤芍15g，牡丹皮30g，桃仁10g，牛膝15g，酒大黄10g，5剂水煎服。

［案3］H小姐，22岁，学生，2016年1月19日初诊。

病人经期下腹痛6年，疼痛剧烈，每月需打止痛针，月经10/30~40+天。现月经第3天，下腹收缩样痛、冷痛，有下坠感，腰部疼痛亦较剧烈，伴畏寒、出冷汗、手脚冰凉，经前乳胀。观其人体瘦，肤色暗。腹部扁平，腹直肌紧张，左下腹可触及一桃核大包块，有压痛。舌红，苔黄白厚干。予桃仁10g，桂枝10g，大黄10g，玄明粉（冲服）10g，甘草5g，三七粉（冲服）3g，2剂水煎服。

2月17日复诊：今天月经来潮，下腹胀痛，不剧烈，可忍受。舌、腹诊同前。守原方2剂水煎服。

6月13日第三诊：回访近3次月经情况，3月19日痛经轻，服用止痛药后缓解、4月23日痛经轻，不需服止痛药、6月3日痛经轻，不需服止痛药。腹诊感觉腹直肌偏紧张，左下腹包块消失，仍有压痛。守原方3剂巩固。

按语：桃核承气为古代治疗蓄血病的专方，经典的泻下逐瘀方，适用于以少腹急结、其人如狂为特征的疾病。临床体会到桃核承气汤在女性痛证中应用较为多见。关于蓄血证的"血"究竟"蓄"在哪，历代医家意见颇不一致，但不必拘泥于某一具体部位，临床上只要符合瘀热互结这一基本病机均可加减使用。案1病人体格壮实，舌红，苔黄白厚，脉数，便干，月经有血块，这些已体现"瘀""热"，2剂后给邪以出路，蓄血除，瘀热清，肩周疼痛快速缓解。案 2 病人虽体型偏瘦，但头发眉毛粗黑，双眼明亮有神，提示营养状况好，停经 50 天，头痛甚，欲撞墙，已有"其人如狂"的表现，唇红，舌稍红，有热象，2 剂后，月经来潮，头已不痛，"蓄血"证除，可转方。案 3 病人下腹痛 6 年，疼痛剧烈，左下腹包块，此属"少腹急结"，用桃核承气汤，疼痛剧烈为实，病在少腹，当攻其瘀，2 剂后疼痛缓解，方证对应，数剂后病大减。

一、宫颈癌术后放射性直肠炎

C女士，62岁。柴胡眼，偏瘦。宫颈癌术后放疗后一年中一直处于放射性直肠炎的状态，大便日行3~7次，不成形，夹少量白色黏冻，肛门坠滞，少腹亦感坠滞，腰酸乏力，还有一个奇怪症状即解大便时即有小便感。其人舌质暗淡，苔薄，双下肢无水肿。立马想到四逆散合归芍散合薏苡附子败酱散，7剂水煎服，每剂服2天。药后仍诉肛门口不适，大便日行3~5次，解大便时即有小便感减轻。改为五苓散合归芍散合薏苡附子败酱散，7剂水煎服，每剂服2天。药后大便明显改善，减为日行2~3次，略成形，黏冻消失，解大便时即有小便感消失。上方合枳术丸，7剂水煎服，每剂服2天。再次复诊时病人开心不已，感到几乎回到原来正常状态。守原方加山药，7剂水煎服，每剂服2天。

按：本案以治湿为抓手，五苓散为治疗水湿泄泻的首选，归芍散依然为妇科良药，薏苡附子败酱散为治疗妇科及下焦疑难杂症特别是慢性炎症的不二选择。联想起曾有一宫外孕经西医保守治疗包块不能吸收且子宫壁薄，西医师不敢手术而来求治者，用归芍散合苓桂丸合薏苡附子败酱散治愈。

二、顽固头痛案

Z先生，61岁。体格壮实，颜面暗红。病人患高血压病3年，服西药琥珀酸美托洛尔缓释片、复方芦丁片，血压控制尚可。间断发作性头痛，夜间两点甚，并伴颈部不适、耳鸣、右手麻木不适，二便调。体检有甘油三酯与尿酸增高，其人舌质偏红，苔薄。予三黄四逆汤7剂2次，头痛愈，颈部不适改善，仍脸红、手麻，三诊时守方加葛根、川芎，10剂水煎服，每剂服2天，脸红、手麻明显改善。

学生龚雪梅按：肢体病证、各类痹证、各种痛证，薛老师常寒温并用取效。

三、桂枝体质的酒鬼调理案

C先生，29岁。嗜酒如命，肤白唇红，中等身材，眼睛偏小，鼻及唇周有小毛细血管扩张的红斑，舌质淡红，中有较深裂纹，双小腿肤白、易痒。体检已是早期肝硬化及小脑功能受损，故决定戒酒。他很果敢地一下子戒酒，但随即出现双手抖动、汗出如雨、乏力，胃纳差而入住消化科诊治，经病房处理乏效而来求治。考虑其为典型的桂枝体质，予桂枝加龙骨牡蛎汤合小建中汤加浮小麦、糯稻根（山药代饴糖），7剂2次，效著！半个月后此人带着内疚的表情走来，第一句话即是："对不起，薛医师。我犯错了！"我明白他又喝酒了，那么出现什么问题呢？回答是无法进食，食则吐，饮水亦吐，乏力，我即处以4剂黄连汤，嘱若无效则住院治疗。5天后他来复诊，笑眯眯地说："好了！"并表示不再喝酒了。我又予初诊方去糯稻根，7剂水煎服，每剂服2天。

学生龚雪梅按：

（1）桂枝体质者多肤色白而缺乏光泽，皮肤湿润而不干燥，口唇暗淡而不鲜红，体型偏瘦者多，肌肉比较坚紧，一般无浮肿，腹部平，腹部肌肉较硬而缺乏底力，如同鼓皮，严重者腹部扁平而两腹直肌拘急。这类病人在疾病状态中多表现为传统中医的心肾阳气不足、肝胃阴液不足，易于表虚，易于阳越，易于气脱，易于气阴两虚。

（2）从病人形貌、肤色、舌象、症状判定C先生为桂枝体质，桂枝体质常用桂枝加龙骨牡蛎汤、小建中汤等桂枝类方增强体质，当因饮酒之后出现消化道不适时可用肠胃系列桂枝类方。

四、桂枝体质的高血压案

B先生，40岁。肤白唇红，皮肤纹理细腻。身高163cm，体重64kg。5年来因患高血压病一直服用降压药。去年开始出现胸闷、心悸不适感，经中西医治疗乏效。胃纳可，时泛酸，大便调。平素易盗汗，多梦易醒。有胃溃疡史，幼时"支气管哮喘"史，2012年4月19日初诊时血压为160/100mmHg。查体：舌淡红，苔薄净，腹部软。首诊予桂枝加龙牡汤加葛根、山药、麦芽、小麦，7剂水煎，每日1剂。嘱养心氏片及硒酵母片可继续服用。二诊时诉药后所有不适感几乎全部消失，自称从患高血压病来没这么舒坦过。血压变为125/80mmHg，守方去葛根，7剂，每剂服2天。嘱不必复诊。

按：这也是一例典型的桂枝体质，所患疾患罗贯心脑血管、植物神经、消化系统以及呼吸系统。

五、两个有趣的结膜炎案

这是两个小男孩，10岁左右，一个体质偏热，为半夏体质兼黄芩证的火半夏体质，一个偏寒，为半夏体质兼麻黄证，均为反复发作结膜炎并伴视力下降，父母自然操心不已。偏热的孩子用了除烦汤加薄荷、防风，两剂起效，之后去了青岛玩海水亦不发。偏寒的孩子用了五积散，有良效，遇冷亦不发。嘱两个孩子停用任何滴眼液。饮食方面的嘱咐：偏热的孩子宜清淡饮食，偏寒的孩子忌凉物。体质的重要性不言而喻。

学生龚雪梅按：关于半夏体质特征，《金匮要略》中有"呕家"的提法，这是指某种经常出现恶心、呕吐等症状的病人类型，也可以认为是适用半夏的一种体质状态。其人通常营养状况较好，肤色滋润或油腻，或黄暗，或有浮肿貌，但缺乏正常的光泽；形体并不羸瘦，肥胖者居多，所谓"肥人多痰"。主诉较多而怪异，多疑多虑，易于精神紧张，情感丰富而变化起伏大，易于出现恶心感、咽喉异物感、黏痰等。脉象大多正常，或滑利。舌象多数正常，或舌苔偏厚，或干腻，或滑苔黏腻，或舌边有两条由细小唾液泡沫堆积而成的白线，或有齿痕。

六、少阴咳嗽声哑案

女教师，44岁。大脸大眼，上半身瘦，臀肥腿粗，皮肤偏黑，短装打扮，于2013年5月18日初诊。4月初因受寒后咳嗽，静脉滴注治疗5天咳嗽逐渐加重，咽部不适，逐渐声哑，伴耳鸣、乏力，易头汗出，自服黄芪精口服液无效，无明显恶寒发热。血压增高已数年，无头昏头痛，未服降压药。平素月经后期，量少色偏黑。

查体测得血压150/100mmHg，舌质淡暗，舌体软，脉浮软。予四逆汤、麻黄附子细辛汤合半夏厚朴汤加党参、桔梗、桂枝，7剂水煎服，每日1剂。嘱注意保暖，勿食寒凉之物。2013年5月25日二诊，诉诸症近愈，测血压150/95mmHg。守方7剂，每剂服2天。2013年6月11日三诊，测得血压140/90mmHg，无不适感，要求调理巩固。予初诊方去厚朴、苏梗、桔梗，7剂，每剂服3天。嘱勿受凉，勿食寒凉之物，可适度食辣。在与病人交谈中有一件趣事，夏天与家人在一起时蚊子从不咬她，且多饮水后尿频多，我跟她半开玩笑说："你皮厚"！"确实我夏天不怕热，不易出汗"，病人回答。病人是个典型的麻黄体质，若风寒感冒初期可考虑葛根汤类方，但5天的静脉滴注促使疾病由表寒转化为少阴证，故初诊用药选方一定要当机立断。在处理血压方面，除加强监测外，鼓励病人适度锻炼，低盐饮食，适度食辣食，用药方面则以温降为主，在治疗咳嗽的整个过程中血压已在下降，随访中。并告知此种麻黄体质者因身体反应迟钝宜加强体检，勿漏诊。

学生龚雪梅按：

（1）麻黄体质病人一般体格粗壮，面色黄暗，皮肤干燥且较粗糙，恶寒喜热。易于着凉，着凉后多肌肉酸痛，无汗发热；易于鼻塞、气喘；易于浮肿，小便少，口渴而饮水不多。身体沉重，反应不敏感，咽部多不红，舌体较胖，苔白较厚，脉浮有力。多见于体格壮实的中青年和体力劳动者，寒冷、疲劳等常是这种体质病人患病的主要诱因。麻黄体质是适合较大剂量服用麻黄以及安全使用麻黄的一类体质人群。代表方有麻黄汤、麻黄附子细辛汤、葛根汤、五积散等。

（2）遵循"证在当下"的原则，患有高血压的麻黄体质者，可以小心使用麻黄，体格壮实、心脏无器质性疾病的太阳表实证可考虑麻黄剂的使用，证情缓解即停用。

七、恼人的更年期舌痛症

颗粒剂厂的 Y 女士，58 岁。身高 160cm，体重 56.5kg。7 月 10 日初诊，绝经 8 年余，近半年来舌痛顽固，乏力神倦，腰酸膝酸，时有漏尿，无烘热、盗汗。胃纳可，二便调，睡眠一般。查体：双下肢无水肿，脉腹均软。舌体软，苔薄净。予黄煌经方更年方去附子、当归加黄柏、知母、麦芽。7 剂水煎服，每剂服 2 天。两周后复诊知诸症大减。守方再进 7 剂巩固。针对更年期阶段肾气匮乏、阴阳失衡的状态，更年方确实疗效显著。

学生龚雪梅按：更年方是"黄煌经方"经验方，处方为制附子、桂枝、白芍、甘草、龙骨、牡蛎、仙灵脾、巴戟天、生姜、红枣。具有温阳安神的功效，适用于更年期综合征、月经稀少或闭经等见面色黄暗、精神萎靡、疲劳多汗、关节冷痛、心慌失眠者。

八、桂枝体质的小朋友

与我儿子同年级的 WT 小朋友，体瘦肤白、性格内向。最典型的是他的桂枝舌，舌质淡红，舌体软，苔薄净。这个孩子很聪明，高考考上了上海复旦大学。这个男孩自小学开始只要生病就找我治疗。如感冒就用桂枝汤，若严重就合四逆汤；如咳嗽就用桂枝加厚朴杏仁汤；湿疹就用小建中汤加薏苡仁、防风、党参；胃部不适用桂枝汤合半夏厚朴汤；腹泻用桂枝汤加人参汤加茯苓、白术。

学生龚雪梅按：桂枝体质的小孩，在苏南地区很多见，临床一般咬准体质选方用药常获佳效。

九、泽漆汤治疗晚期肺癌胸水

H老太太，73岁。2016年10月10日初诊。其人体型偏胖，面部潮红，有眼袋，唇暗，双眼睑附近发红、发黑，有红黑斑样色素沉着。3个月前因胸闷伴咳嗽、气急而确诊为肺癌，病理切片为腺癌，诊断为肺癌晚期广泛肺、脑、骨转移，未予手术及放化疗，目前在口服分子靶向药物治疗（具体不详），仍胸闷气急，咽痒咳嗽，时感乏力，胃纳一般，二便调，夜寐可。查体：舌质红，苔腻白，脉细。2016年9月23日本院胸腔B超：左侧胸水最大深度6cm。予泽漆汤7剂，每日1剂，水煎频饮。

［处方］泽漆30g，紫菀15g，半夏15g，干姜5g，黄芩10g，党参15g，桂枝10g，白前10g，甘草5g。

2016年11月1日三诊：病人胸闷、气急好转，乏力好转，眼周色素消退，脱发，咳嗽同前。舌质红，无齿印，舌苔腻白，脉弦。得效守方，泽漆增为50g，加麦冬15g、天冬15g，10剂水煎服，每剂服2天。

2016年11月15日四诊：病人胸闷、气急明显好转，仍咳，干咳为主。

2016年11月11日本院复查胸腔B超：左侧胸腔肋膈角见液性暗区，最大深度为1.5cm。继续守方。

2016年12月20日五诊：本院胸腔B超：左侧胸腔肋膈角见液性暗区，最大深度为0.9cm。守方泽漆增量为60g，二冬分别增量为30g，10剂，每剂服2天。

病人年前开开心心来开药，对未来充满了信心，这也给了我偌大的鼓励。曾观察并整理过黄煌教授运用泽漆汤治愈疑似淋巴瘤的胸腹水案例，希望我们在治疗胸腹水的时候不要忘了也许可以选择《金匮要略》泽漆汤。

十、神奇的甘草泻心汤 1

某 10 岁男孩，偏瘦，其母因反复扁桃体炎在我处调理而带其求诊。男孩因班级上感冒人数众多而开始发热 2 天，体温达 38℃，无明显畏寒，稍咳，精神软，胃纳一般，大便偏干。咽部略充血，舌质偏红，苔略腻。我给予小柴胡汤合保和丸，5 剂，每日服 1 剂。服至第 3 天病人带着患儿又至，诉体温已正常，略咳，但是足底及口唇周围陆续出现小水疱，伴痛，略痒，精神尚可，舌质变红。故在剩余的 2 剂药中加入石膏、玄参，共 3 剂，每日 1 剂。密切关注病情。3 天后病人哭着又至，诉水疱此起彼伏，渗出较多，并觉下颌部肿胀不适，且无法见同学了，除水疱外下颌淋巴结明显肿大，急查血常规及血沉基本正常，告知患儿及家属勿担心，给予甘草泻心汤加石膏、苦参、升麻，5 剂，每日 1 剂，之后其母过来让我开复学证明，并给我看她手机所存的照片，患儿已完全康复。以前我用甘草泻心汤多倾向于治疗口腔黏膜病，受黄仕沛先生的经验启发，让我再次体会到甘草泻心汤的妙用，甘草泻心汤在小儿手足口病、小儿狭义性口腔炎（单纯性口腔炎、鹅口疮、疱疹性口腔炎）等方面疗效是如此迅猛。

十一、神奇的甘草泻心汤 2

28 岁的女士，2017 年 11 月 10 日初诊。因为乏力、纳差一周而求诊，身高 163cm，体重 41kg。我一下子被其左面颊一枚大溃疡惊到了，我问她："如此溃疡，你如何进餐？"得之姑娘已婚育，时出差，工作有些辛劳，经常感到疲乏，浑身酸痛，口腔溃疡频频发作，胃纳很差，不易出汗，二便尚调，月经量少，经期乏力更甚，周期尚准，喜欢睡觉。并问及 2016 年曾行胶囊肠镜，查及小肠溃疡。舌苔淡嫩，苔净，脉细，唇周少量痤疮。一诊时我给予甘草泻心汤加升麻颗粒剂冲服，10 天。二诊时乏力明显减轻，胃纳改善，口腔溃疡略好转，守方。三诊时除口腔溃疡外，诸症均调，继予甘草泻心汤加升麻，每日服 3 次。四诊复诊时姑娘开心不已，说溃疡已愈，体重变为 45kg，守方减量。再次折服于甘草泻心汤治疗黏膜溃疡的魅力，值得关注的是原方不可缺，连芩剂量不可大，甘草量要大，10~15g，干姜不可缺，10g 左右，党参量宜大，25g 左右，升麻用到 10g，此病人的远期疗效需要观察。

十二、神奇的甘草泻心汤 3

7 岁小孩，经常找我看病。2018 年 10 月 31 日在家嚷着一定要找我看病。小朋友肤色黄暗无光泽，偏瘦，皮肤纹理较细腻。这 1 个月来，口腔溃疡频繁发作，不欲食，大便 3~5 天一行，小便偏黄，手足冰冷，无发热、咳嗽，时打喷嚏。精神较软，舌苔中后白腻，口腔可见 2 枚溃疡，咽部略红。予甘草泻心汤加升麻、制大黄，7 剂，每日 1 剂，嘱家长关注孩子精神、体温与可能出现的疱疹。

2018 年 11 月 9 日二诊：口腔溃疡服药 3 天后则愈，之后开始出现眼圈周围小红疹及唇周疱疹，略痒，流涎较多，口干，并伴颌下淋巴结肿大伴轻度疼痛，胃纳好转，无发热，怕冷，大便变正常，舌苔中后略白腻。血常规示：淋巴细胞比例及嗜酸性粒细胞值略高，白细胞 6.44×10^9/L；血沉及 C 反应蛋白均正常。予一诊方加防风 6g、生石膏 15g，10 剂，每日 1 剂，每日服 3~4 次。嘱清淡饮食，多休息。

2018 年 11 月 27 日三诊：诸症好转，无发热，怕冷、口干减轻，唯颌下淋巴结略大，疼痛减轻，无流涎，大便 1~2 天一行，夜寐安，精神好转。舌苔仍较腻。取二诊方加浙贝母 10g，10 剂，每剂服一天半。嘱清淡饮食、小荤，劳逸结合，适度晒太阳。

十三、类风湿关节炎的一个治疗思路

某女，53 岁，因双手关节变形、僵硬、疼痛半年而求诊于我。病人系大柴胡汤体质，故我予大柴胡汤合桂枝茯苓丸治疗，其他方面感觉有所改善，但关节方面几乎乏效。怎办？我在上方的基础上合调肝散来治疗，10 剂后，疗效佳，故治疗关节炎时不仅是体质调理，更要考虑局部症状的改善，所以合入调肝散尤其重要。寒温并用的思路确是治疗痹证的不二之选。其实我在治疗强直性脊柱炎、血清阴性脊柱关节炎等往往也是用经方的合方而取效，例如柴胡桂枝干姜汤合五苓散合麻黄附子细辛汤；三黄四逆汤加桂枝；小柴胡汤合四妙丸、五苓散加附子、细辛等。

十四、大柴胡汤合温胆汤治疗哮喘案

C 女士，58 岁。2016 年 12 月 19 日初诊。其人体型胖壮，肩宽胸大。因咳嗽、气喘近 1 年求诊。病人既往有哮喘病史，今年 2 月开始间断发作气喘，咳嗽，雾化后减轻，平素不规则口服氨茶碱或复方甲氧那明胶囊等药，略有好转。时轻时重，自己经常可闻及喉中水鸡声，痰较多，色黄，夜间甚。胃纳可，二便调，夜寐可。其人舌质红，无齿痕，舌苔腻白，脉弦。选用大柴胡汤合

温胆汤加石膏、芦根、射干。7剂水煎服。1个月后来复诊，服药后咳嗽、气喘好转，喉中水鸡声减轻，痰较前减少，色黄，询问为何相隔1月而复诊，诉因未挂到号而停药，但咳喘明显减轻，胃纳可，二便尚调，近日夜寐欠佳，醒后难以入睡。舌红，苔腻白，脉弦。守方续进。

按：大柴胡汤体质选用大柴胡汤毋庸置疑，合用温胆汤加强清化痰热之效，加入射干是因为有水鸡声，该案例让我想起了李小荣师兄的一个咳喘一年的案例，病人为大柴胡汤体质的中年女性，而李小荣师兄选用的是小青龙汤合半夏厚朴汤加石膏而获佳效。还有一个案例，也是大柴胡汤体型，肺结节术后因咳嗽、气喘来调理，初用大柴胡汤加减毫无寸功，后来我改为小柴胡汤加石膏后取效，为什么相同体型的人在治同样的咳喘选方却完全不同呢？值得我们去思考。其中我想最重要的一点是外表的体型不能代表内在的体质，或者说体质在改变而外形未变。所以从这个角度更说明方证相应是动态的，是变化的。

学生龚雪梅按：大柴胡汤体质临床以青壮年和中老年女性较多。针对大柴胡汤体质的哮喘治疗方案，可以从体质层面考虑使用大柴朴汤或大柴胡汤合温胆汤加味，也可以从疾病的角度为出发点选用小青龙合半夏厚朴汤加石膏。

经方用药

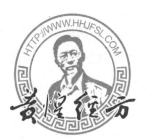

经方之科学中药使用初探／江承训

中国台湾实施全民健康保险制度（以下简称"健保"），大多数的中医师皆开立科学中药❶，究其原因，不外乎：①便宜，健保给付，病人花费甚少❷；②简便，不需熬煮，不需加热，温开水直接送服；③选方容易，如龙胆泻肝汤 1g+ 安中散 1g+ 天王补心丹 1g 等；④约定俗成，大家都用，跟着用。

虽说科学中药（以下简称"科中"）为现代人提供了许多的便利，但科中毕竟是近 60 年❸的产物，与中国千年来的传统剂型——汤液不尽相同。这中间有效剂量该如何换算？加减、合方该如何处理？皆需进一步探讨。

一、有效当量

中国台湾的科中药厂不少，每家的进药、萃取、浓缩技术不同，难以一言蔽之，今笔者仅就自己临床常用的药厂——庄松荣制药厂有限公司为例说明。

---

❶ 中国台湾所谓的科学中药，大抵同内地的免煎颗粒。其基本制作方式为：饮片药材→清洗→萃取为汤液→浓缩→喷雾与细淀粉结合→干燥成细颗粒。较大不同为，内地免煎颗粒多为单药，台湾则单药、复方皆生产。因此当需用复方时，不需凑组，直接使用完整的复方科学中药制剂即可。

❷ 健保看诊下，科学中药药费由健保局承担，病人仅需自付部分金额，如：领取 3~5 日科中时另自付新台币 20 元，6~8 日另自付新台币 40 元，9~11 日另自付新台币 40 元等。

　　然而，医师若开立汤液，费用全由病人负担，每帖约新台币 180~350 元不等，视药材多寡、各院所规则而定。

❸ 日本人首先发明科学中药制剂方式。中国台湾则由许鸿源博士于 20 世纪四五年代引进日本技术创立顺天堂药厂。

以四逆散为例，其组成标示：每 14.4g 药粉含 7.1g 浸膏（49.3%）、4.1g 结晶性纤维素（28.5%）、3.2g 淀粉（22.2%）。而这 7.1g 的浸膏，则由生药材甘草 6.0g、枳实 6.0g、柴胡 6.0g、白芍 6.0g 煎煮浓缩而成。

假设一帖汤液的四逆散由柴胡、白芍、枳实、甘草生药材各 10.0g[1] 煎煮而成，则每 14.4g 的四逆散科中，约有 6 成（$6.0 \div 10.0$）的汤液四逆散之有效成份，换言之，服用 24.0g（$14.4 \div 0.6$）的四逆散科中约等同一帖完整的汤液四逆散。

据此原则，列出常用方剂科中、汤液的有效当量换算如下。

表 1　常用方剂科中、汤液的有效当量

	药味	组成说明	浸膏生药比	每帖汤液当量（设每味饮片 10g）
生脉散	3	每 14.1g 科中含有浸膏 7.0g（49.6%），结晶性纤维素 5.0g（35.5%），淀粉 2.1g（14.9%）	每 7.0g 浸膏由人参 10.0g、麦冬 6.0g、五味子 4.0g 煎煮浓缩而成	$14.1 \div 0.667$[2] $=21.1g$ 科中
理中汤	4	每 13.8g 科中含有浸膏 6.9g（50.0%），结晶性纤维素 5.4g（39.1%），淀粉 1.5g（10.9%）	每 6.9g 浸膏由白术 6.0g、干姜 4.0g、甘草 6.0g、人参 6.0g 煎煮浓缩而成	$13.8 \div 0.55 = 25.1g$ 科中
四逆散	4	每 14.4g 科中含有浸膏 7.1g（49.3%），结晶性纤维素 4.1g（28.5%），淀粉 3.2g（22.2%）	每 7.1g 浸膏由柴胡 6.0g、白芍 6.0g、枳实 6.0g、甘草 6.0g 煎煮浓缩而成	$14.4 \div 0.6 = 24.0g$ 科中

---

[1]　汤液的一般常规剂量，每味生药材多在 10~15g 许。一般生药材含水量多在 15%~20%（设平均为 17.5%）左右，庄松荣制药厂之生药材，熬煮前已先行冷藏，其含水量挥发，减为 5%，故有效药材应校正为 $95\% \div 82.5\% = 1.15$ 倍。本文的假设汤液为每味药 10g 下去熬煮，实际应视为有 11.5g 左右的效力。

[2]　生脉散中人参 10.0g、麦冬 6.0g、五味子 4.0g 三味药比例差异较大，取其平均值 6.67g，再除以液汤每味生药 10g 的假设量，故系数为 0.667。表内所有系数均依此原则得出。

	药味	组成说明	浸膏生药比	每帖汤液当量 （设每味饮片 10g）
桂枝汤	5	每11.7g科中含有浸膏4.7g（40.2%）、淀粉7.0g（59.8%）	每4.7g浸膏由桂枝6.0g、白芍6.0g、炙甘草4.0g、生姜6.0g、大枣5.0g煎煮浓缩而成	11.7÷0.54=21.7g科中
真武汤	5	每9.9g科中含有浸膏4.7g（47.5%）、结晶性纤维素4.0g（40.4%）、淀粉1.2g（12.1%）	每4.7g浸膏由茯苓7.5g、芍药7.5g、生姜7.5g、白术5.0g、附子3.0g煎煮浓缩而成	9.9÷0.61=16.2g科中
半夏厚朴汤	5	每7.5g科中含有浸膏3.6g（48.0%）、结晶性纤维素2.0g（26.7%）、淀粉1.9g（25.3%）	每3.6g浸膏由姜半夏8.0g、厚朴4.5g、茯苓6.0g、生姜7.5g、紫苏叶3.0g煎煮浓缩而成	7.5÷0.58=12.9g科中
桂枝茯苓丸	5	每10.8g科中含有浸膏4.2g（38.9%）、结晶性纤维素3.8g（35.2%）、淀粉2.8g（25.9%）	每4.2g浸膏由桂枝6.0g、茯苓6.0g、牡丹皮6.0g、桃仁6.0g、赤芍6.0g煎煮浓缩而成	10.8÷0.6=18.0g科中
小柴胡汤	7	每10.5g科中含有浸膏5.2g（49.5%）、淀粉2.45g（23.3%）、结晶性纤维素2.8g（26.7%）、二氧化硅0.05g（0.47%）	每5.2g浸膏由柴胡8.0g、黄芩3.0g、人参3.0g、炙甘草3.0g、半夏5.0g、生姜3.0g、大枣2.0g煎煮浓缩而成	10.5÷0.385=27.2g科中
桂枝加龙骨牡蛎汤	7	每6.3g科中含有浸膏2.8g（44.4%）、淀粉1.1g（17.5%）、结晶性纤维素2.4g（38.1%）	每2.8g浸膏由桂枝3.0g、白芍3.0g、生姜3.0g、龙骨3.0g、牡蛎3.0g、甘草2.0g、大枣2.0g煎煮浓缩而成	6.3÷0.27=23.3g科中
柴胡加龙骨牡蛎汤	11	每10.8g科中含有浸膏4.9g（45.4%）、淀粉2.9g（26.8%）、结晶性纤维素3.0（27.8%）	每4.9g浸膏由柴胡5.0g、龙骨2.0g、生姜2.0g、人参2.0g、茯苓2.0g、黄芩2.0g、牡蛎2.0g、桂枝2.0g、半夏3.0g、大枣2.0g、大黄2.5g煎煮浓缩而成	10.8÷0.24=45.0g科中

药味		组成说明	浸膏生药比	每帖汤液当量 （设每味饮片 10g）
温经汤	12	每 16.0 科中含有浸膏 8.0g（50.0%）、淀粉 5.6g（35.0%），结晶性纤维素 2.4g（15.0%）	每 8.0g 浸膏由吴茱萸 3.0g、人参 2.0g、桂枝 2.0g、阿胶 2.0g、牡丹皮 2.0g、甘草 2.0g、生姜 2.0g、川芎 2.0g、白芍 2.0g、当归 2.0g、半夏 3.0g、麦冬 4.0g 煎煮浓缩而成	16.0÷0.23=69.6g 科中

由上表可知，当方剂的药味数愈多或药材愈贵时，每帖汤液的科中当量克数也愈高（四逆散 =24.0g，小柴胡汤 =27.2g，柴胡加龙骨牡蛎汤 =45.0g，温经汤 =69.6g）。

一帖小柴胡汤水药，约需 27.2g 科中，以每日半剂而言，亦需 13.6g。实际情况，每日 13.6g 的小柴胡汤科中成本，已超过健保每日药费给付，即院所若给予病人每日 13.6g 的小柴胡汤，必然亏本。庄松荣制药厂建议每日科中量在 10~12g 可取效，然笔者临床对于感冒后遗症咳嗽、皮肤过敏、调经等，若只开立小柴胡汤，则每日多在 7~8g 左右；若是合方如柴朴汤，则小柴胡汤 6.0g+ 半夏厚朴汤 5.0g。辨证正确下，亦多取效。

笔者体会，对于一般的调理性病况，每日科中总量在 10~12g 是可以取效的。其中如五苓散，《伤寒论》每次只用方寸匕，临床每日 6g 内已足够。另外，对于理气调气药，目标在交感与副交感失衡者，似乎每日 7~8g 亦有效果（如柴胡加龙骨牡蛎汤治失眠、半夏厚朴汤治咽异、四逆散治胃痛等）。

然而，退热（柴胡饮片要 30g）、松解项背、改善脑部供血（葛根饮片要 30g 以上）等需大剂量用药时，科中确实显得力量不足。

二、药味比例

复方科中已共煎完成，其药材组成、比例固定。如此当病况不符时，难免影响疗效，如：临床使用柴胡加龙骨牡蛎汤汤剂时，大黄比例较低，而柴胡加龙骨牡蛎汤科中，大黄比例较《伤寒论》所载偏高，故常有病人反应服用后腹泻、腹部轻度绞痛。因此，笔者使用柴胡加龙骨牡蛎汤科中时，多从每日 5.0~6.0g 起，无明显腹泻后再加量。临床证明，对于抑郁性失眠，6.0~8.0g 之柴胡加龙骨牡蛎汤科中坚持服用 1~2 周后亦常取效。

《伤寒论》中黄连汤组成中写的是桂枝，且黄连、桂枝比 =1：1（各三两）。实际临床应用，黄连汤证以肉桂为佳，且黄连、桂枝比在 1：2 或 1：3 为好。故笔者多以黄连汤 6g+ 肉桂 1g 开立，然此黄连比例仍偏高。如某次治年久胃病病人，判断为黄连汤证，使用上述方法，有改善，但总不尽人意。后改以单味科中组合，黄连 0.6g、肉桂 1.5g、半夏 1.5g、干姜 1.5g、党参 1.5、红枣 1.5g、甘草 1.0g 后，病人反应疗效较佳。

因此，使用科中时，应详阅其组成比例，以做适当调整。

三、共煎问题

当复方科中之药物比例不符病人状况时，可改以单味科中组合而成。然组合而成者，单药间未经共煎、融合，其药效、口感亚于比例合适之复方，更不论汤液了。

举半夏泻心汤为例，苦味程度：单药科中组合＞复方科中＞传统汤液。并且黄连的苦味与干姜的辣味在未共煎下是各自为政，各自凸显的，对味蕾的刺激性较为强烈。

又如五苓散，虽《伤寒论》中为"捣为散"，即生药材磨粉而成。然临床实际，病人服用磨粉而成的五苓散时，常抱怨难以入口、溶解度低、味道较呛鼻。相比之下，服用五苓散科中时，则好下咽、溶解度高、味道清香。

因此，除非组成比例不合适，使用时应以共煎过的复方科中为优先。

四、矿石、贝壳类药问题

以石膏为例，如麻杏甘石汤中的石膏，是经过煎煮的，吃到的是含有石膏有效成分的细淀粉。然单药石膏的科学中药则不经煎煮，直接以清洗、干燥后的药材磨成细粉出厂，故吃到的是石膏细粉。

常见的矿石、贝壳类药，如龙骨、牡蛎、石膏、滑石等皆仿此原则制成。因此，对胃肠功能低下的病人，刺激性较强，有较高的机会引起胃部不适。此点需注意。

五、合方问题

科中进行合方时，一般直接相迭即可。常见组合如下（以下皆每日剂量）。

（1）解郁汤：半夏厚朴汤 5.0g+ 四逆散 5.0g。

（2）大柴胡汤合桂枝茯苓丸：大柴胡汤 5.0g+ 桂枝茯苓丸 5.0g。

（3）柴朴汤：小柴胡汤 5.0g+ 半夏厚朴汤 5.0g。

（4）柴陷汤：小柴胡汤 6.0g+ 小陷胸汤 3.0g。

（5）小柴胡汤合黄芩汤：小柴胡汤 6.0g+ 黄芩汤 2.5g。在汤药剂型下，只需将小柴胡汤加入白芍即可，然笔者经验，科中应用时，小柴胡汤＋黄芩汤效果较小柴胡汤＋白芍为佳。

（6）大柴胡汤合三黄泻心汤：大柴胡汤 7.0g＋三黄泻心汤 1.2g。

同上，在汤药剂型下，只需将大柴胡汤加入黄连即可，然笔者亦发现，科中应用时，大柴胡汤＋三黄泻心汤效果较大柴胡汤＋黄连为佳。

依笔者经验，上述剂量下治疗咳嗽、皮肤过敏、肠激惹综合征、胃病、代谢证候群体质等多可取效。

值得一提的错误经验：有一病人以柴胡桂枝汤科中治疗过敏取效后，某次因缺药，便投予小柴胡汤 5.0g＋桂枝汤 4.0g。一周后病人表示睡眠、过敏症状加重，笔者甚为惊讶。再改回柴胡桂枝汤科中后，病人又觉疗效恢复。于是特别煎煮柴胡桂枝汤汤药，发现其味道口感与小柴胡汤相当接近。思考每个复方应视为一个向量，合方就是向量合。今柴胡桂枝汤较接近小柴胡汤，走免疫、神经系统为主，而桂枝汤的辛甘微温与小柴胡汤的苦平微凉方向相佐，桂枝汤合小柴胡汤的科中已是新的向量，与柴胡桂枝汤的科中应是两回事！

因此，合方应考虑其协同与否，并且尊重古方的严谨性。

六、加减问题

复方科中无法减味，只能加。通常酌斟比例后直接加入即可，如：桂枝茯苓丸 5.0g＋大黄 1.0g，桂枝汤 7.5g＋厚朴 1.5g＋杏仁 1.5g，半夏厚朴汤 5.0g＋桔梗 1.0g＋甘草 1.0g 等。实际上，经方的使用，尤其是小方，并不适合减，就算加，也有严谨的原则，病情需要下，加法如上述，若是真需减，只能由单味科中重新凑组而成。

七、结语

由于科中里约五成是淀粉与结晶性纤维素，开到 20g 以上体积太大难以吞咽，加以健保预算的限制，临床每日科中多用 10~12g。这样的有效当量是汤液的 1/4 到 1/5，确实对临床医师构成一大挑战。所幸，对于一般性内科调理，10~12g 仍是足够的。然而，这样的小剂量，似乎更适合缓中补虚或慢病长服。当然，辨证更要准确到位。同时，更应以科研门诊的态度，不断地观察、验证方证，及其合适的科中剂量。归纳一般情况，发现特殊情况，并在需要时转用汤液。这样，不因有了科中的便利性，而丧失了经方的有效性，才是真正的医病双赢、人类健康的福音。

最后，笔者仅就自身使用台湾庄松荣制药厂的科中经验进行分享，在目前颗粒剂尚难统一化的情况下，大陆、日本亦有其各自的制剂及使用方式，期待广大的临床医师们能总结经验，以飨同道。

本文在经方剂量考及经方剂量考（续）的基础上，主要结合累黍法重量及体积来确定神农秤重量及经方中涉及的量值如刀圭、撮、勺、合、方寸匕等的容量，并对药升容量做出考证。

一、由甘遂、雄黄判定经方用神农秤

经方剂量用神农秤，前经方剂量考及经方剂量考（续）已做详细考证，即依新莽嘉量值，经方一两为1.417g，一斤为22.67g。或有质疑者，但甘遂、雄黄用量除了神农秤，无法用其他剂量来解释。甘遂入煎剂者有以下数方。

《金匮要略》大黄甘遂汤：大黄四两　甘遂二两　阿胶二两。

上三味，以水三升，煮取一升，顿服之，其血当下。

《金匮玉函经》记载另一大陷胸汤：桂枝四两　甘遂四两　大枣十二枚　栝楼实一枚，去皮　人参四两。

上五味，以水七升，煮取三升，去滓，温服一升。胸中无坚勿服之。

注：以上甘遂二两、四两，绝不可能是一两15g，即使按一两3g计算也嫌多，甘遂入煎剂量在甘遂半夏汤中可略见一斑。

《金匮要略》甘遂半夏汤：甘遂大者，三枚　半夏十二枚，洗，以水一升煮取半升，去滓　芍药五枚（《外台秘要》卷八引《备急千金要方》：一两，又云三枚）　甘草如指大一枚，炙，一本无，(《外台秘要》卷八引《备急千金要方》：如指大一枚，炙以水一升，煮取半升，去滓)。

上四味，咬咀，以水二升，煮取半升，以蜜半升和药汁，煎取八合，顿服之(《外台秘要》卷八引《备急千金要方》：上四味，以蜜半升，纳药汁及蜜，合一升煎，取八大合，顿服之)。按《外台秘要》甘遂半夏汤煎法，是甘遂、半夏以水一升同煎，芍药、甘草以水一升同煎，去滓后二药汁合共半升，和蜜半升，煎取八合。

甘遂三枚实测报告有 2.5g（陶汉华）、1.6g（曹培琳，选大者）、3g（徐凤凯）。半夏以十五枚为半升（二两半），每枚四铢，十二枚正是二两，有关半夏详见经方剂量考（续）。甘遂、半夏共用水一升，合共最多不超过三两，甘遂三枚最多不超过一两（1.4g）。

章太炎考证古方一两，重二钱五分（9.3g），但无法解释甘遂剂量问题："甘遂半夏汤，甘遂大者三枚，已疑其重，然尚有甘草制之。若大黄甘遂汤，甘遂二两顿服，于今当得五钱，毒药攻病，未有猥重至是者。《千金》《外台》未录其方，无可参考，恐必传写之误也。要略大黄硝石汤，大黄、硝石各四两，顿服，各当今衡一两，亦嫌过重"。以神农秤则涣然冰释。

如指大，即大小方寸，径一寸，长一寸。蜜煎导方中云："大如指，长二寸许"，《备急千金要方》中有甘草如指大三寸、甘草如指大者一尺，则如指大仅指径宽，不言长度。仅言如指大，即以长一寸许准之，如《备急千金要方》卷六治咽喉不利下气方中说："蜜丸如指大"，则蜜丸直径如中指节。甘草如指大就是径一寸，长一寸。陶弘景云："甘草一尺者，重二两为正"，官秤二两约为 28g。《范汪方》："甘草一尺若五寸者大小，以径一寸为正。"《小品方》云："以径头一寸为准。"《古今录验方》："甘草一尺若数寸者，以径半寸为准，去赤皮炙之，令不吐。"甘草如指大，长一尺重28g，长一寸重2.8g，神农秤重二两。《金匮要略》杂疗方治马坠及一切筋骨损方云："甘草如中指节"，可谓是甘草如指大的精确解读。

另外，升麻鳖甲汤用雄黄半两，顿服，"凡汤中用丹砂、雄黄，细熟研如粉，临服乃投汤中，搅令调和，服之"。若为官制则顿服7~8g，翻查资料尚未见有用至如此大量者，临床雄黄口服或外用致死病例亦不少见，用神农秤则不悖常理。鳖甲有如手指大、如手大两个版本，按汤药比，水四升，总药量当为八两，升麻、甘草、蜀椒、当归共六两，故鳖甲当为二两，如手指大则恰与神农秤二两相合（约3g）。今人实测鳖甲如手大重15g，按官制亦与二两不合。葛洪论及伤寒坏病时说："唯应服大小鳖甲汤"，"此方药分两乃少而种数多"，既然说分两少，鳖甲必非如手大。《备急千金要方》治疟方有鳖甲方寸，则与如手指大一致。

二、累黍法

《汉书·律历志》审度、嘉量、权衡以"累黍定尺、审度定容、容黍定重"，皆以黄钟和累黍为本：度者，"本起黄钟之长，以子谷秬黍中者，一黍之广度之，九十分黄钟之长"；量者，"本起于黄钟之龠，用度数审其容，以子谷秬黍中者千有二百实其龠，以井水准其槩"；权者，"本起于黄钟之重，一龠容千二百黍，重十二铢，两之为两。二十四铢为两，十六两为斤"。神农秤以十黍为铢，二百四十黍为一两，《本草经集注》序例如小豆、如大豆、如梧桐子、刀圭、撮、方寸匕等均可以黍为准，故有必要对累黍的重量及体积做一番考证。

《汉书·律历志》累黍之说出于刘歆，即以子谷秬黍（黑黍）中者，横累百黍为一尺；一龠容千二百黍，合龠为合，十合为升；一龠之黍重十二铢，二十四铢为两，十六两为斤。根据新莽嘉量，可知一尺为22.5~23.2cm（平均23.1cm），一龠为10.65ml，12铢重7.085g。累黍之法汉代之后争议不断，但其结果今人是可以重现的。

《隋书·律历志》详细记载了各种尺度黄钟律管围容黍："开皇九年平陈后，牛弘、辛彦之、郑译、何妥等，参考古律度，各依时代，制其黄钟之管，俱径三分，长九寸。度有损益，故声有高下；圆径长短，与度而差，故容黍不同。"其中梁表、铁尺分别有两个、三个不同容黍数值，根据"梁表、铁尺律黄钟副别者，其长短及口空之围径并同，而容黍或多或少，皆是作者旁庶其腹，使有盈虚"，"旁庶其腹"使容积增加，故以最小者为准，表1中梁表尺、宋氏尺容黍有二，皆取其最小值。《隋志》所作黄钟律管，径三分，长九寸，容积实际只有636.17分。估计牛弘等人未能见到新莽嘉量，新莽嘉量"律嘉量龠，方寸而圜其外，庶旁九毫，冥百六十二分，深五分，积八百一十分，容如黄钟"，龠容积为810分，实测直径3.231cm（合1.4332寸），深1.2865cm（五分），计算底面积161.33分，积806.63分。黄钟管径历代有争议，此处不作详细讨论，但《隋志》所作黄钟律管，径三分是明确无疑问的。

表1 《隋书·律历志》黄钟律管围容黍

黄钟用尺	尺长（cm）	636.17	容黍粒数
晋前尺	23.1	7.84	808
梁法尺	23.262	8	828
梁表尺	23.611	8.37	910

续表

黄钟用尺	尺长（cm）	636.17	容黍粒数
汉官尺	23.809	8.59	939
蔡邕铜钥尺	26.749	12.18	1200
宋氏尺（铁尺）	24.578	9.45	1047
后魏前尺	25.572	10.64	1150
后周玉尺	26.749	12.18	1267
后魏中尺	27.9741	13.93	1555
后魏后尺	29.5911	16.48	1819
东魏尺	30.048	17.26	2869
万宝常水尺	27.396	13.08	1320
平均值		10.54	1200

注：黄钟用尺长度据《中国科学技术史·度量衡卷》第十五章第三节《隋书·律历志》十五等尺考。

表 2　近人累黍结果

主研人	黑黍产地	1200 黍重（g）			1200 黍体积（ml）			1 龠（10ml）容黍粒数			100 粒黍排长（cm）		
		大	中	小	大	中	小	大	中	小	大	中	小
高振声	河北滦平县野化		8			11			1140			23	
赵晓军	山西高平羊头山	8	7.1	6.9	12	11	10	960	1085	1088	23	22.2	22
丘光明	不详	9.5	7.5	6	14	12	9.6	857*	1000*	1250*	24.5	22.5	20.5
万国鼎	山西农学院		10.2*			13.6*			884			24	
新莽嘉量值（刘歆）			7.085（12铢）			10.65（1龠）			1200			22.5~23.2（平均23.09）	

* 折算数。

据《隋书·律历志》，1200 或 1267 黍积 12ml（这一数值后文还会用到），整体取平均值，1200 黍积 10.54ml，与高振声 10.7ml、赵晓军 10.5ml 及新莽嘉量 1 龠 10.65ml 非常接近。1200 黍重 7.1~8g

之间，尤其是赵晓军实测值，与新莽嘉量12铢（半两）几乎完全一致。赵晓军用山西羊头山黑黍，1200粒重（误差 <1%）及体积（误差 1%）与新莽嘉量几乎一致，100粒黍横排长与23.1cm也很接近（误差 3.9%），误差均未超过5%，可以说是重现了汉代刘歆的结果。赵文新莽标准值是以丘光明《中国科学技术史·度量衡卷》为标准，1斤为245g，12铢为7.656g，但其实测实与新莽嘉量值密合。以新莽嘉量为参考，神农秤一铢为0.059g，1两为1.147g，1斤为22.67g。

《隋书·律历志》中云："今以上党羊头山黍，依《汉书·律历志》度之。若以大者稠累，依数满尺，实于黄钟之律，须撼乃容。若以中者累尺，虽复小稀，实于黄钟之律，不动而满。计此二事之殊，良由消息未善，其于铁尺，终有一会。且上党之黍，有异他乡，其色至乌，其形圆重，用之为量，定不徒然。正以时有水旱之差，地有肥瘠之异，取黍大小，未必得中。"隋代牛弘等和现代赵晓军均使用上党羊头山黍，虽相距1400余年，结果仍然很接近，说明细圆粒种子较为稳定，故下文考证药升亦选择细圆粒物，如菟丝子为首选。

三、经方量考

《本草经集注》云："凡散药有云刀圭者，十分方寸匕之一，准如梧子大也。方寸匕者，作匕正方一寸，抄散取不落为度。钱五匕者，今五铢钱边五字者以抄之，亦令不落为度。一撮者，四刀圭也。十撮为一勺，一勺为一合。以药升分之者，谓药有虚实轻重，不得用斤两，则以升平之。药升合方寸作，上径一寸，下径六分，深八分。内散勿案抑，正尔微动令平调耳。而今人分药，多不复用此。"

"凡丸药有云如细麻者，即今胡麻也，不必扁扁，但令较略大小相称耳。如黍粟亦然，以十六黍为一大豆也；如大麻者，即大麻子准三细麻也；如胡豆者，今青斑豆也，以二大麻子准之。如小豆者，今赤小豆也，粒有大小，以三大麻子准之。如大豆者，二小豆准之。如梧子者，以二大豆准之。一方寸匕散，蜜和得如梧子，准十丸为度。如弹丸及鸡子黄者，以十梧子准之。"

据《中国古代度量衡图集》（以下简称《图集》）图一四一"东汉一分铜量"，柄刻"一分容黍粟六十四枚"。实测容水 1.2ml，容黍一百二十八枚。按"东汉一分铜量"实为二分铜量，或以为该铜量就是容一分，一分就是 1.2ml，但与常例不和。如果是一分铜量，当铭作"容一分"，而铭文作"一分容黍粟六十四枚"，只是说明一分的容量，并非指铜量的实际容量。按此，1.2ml 容 128 黍，至少在东汉和现代都可以做到，也与《隋志》1200 或 1267 黍积 12ml 很接近，足证 1280 黍积 12ml。依《本草经集注》序例计黍，可得刀圭、方寸匕、撮、勺、合之换算关系如下。

1 大豆 =2 小豆 =16 黍

1 梧桐子 =2 大豆 =32 黍 =1 刀圭 =110 方寸匕 =0.3ml

1 撮 =4 刀圭 =128 黍 =1.2ml

1 勺 =10 撮 =1280 黍 =12ml

1 勺 =1 合 =12ml

1 方寸匕 =1 弹丸 =1 鸡子黄 =10 梧桐子 =320 黍 =3ml

1. 大豆

《本草经集注》序例以十六黍为一大豆，刘向《说苑·辨物》云："十六黍为一豆"，与此同。

2. 刀圭、撮

刀圭、撮均是官制圭、撮的一半。《小品方》云："二大豆多可准一刀圭也，四刀圭以准一撮也。"华阳隐居《补阙肘后百一方》序云："刀圭准二大豆。"故一刀圭准三十二黍。刀圭与圭不同，一圭六十四黍，一刀圭仅为半圭。注引应劭曰："四圭为撮"，又引孟康曰："六十四黍为圭，四圭曰撮"。

《图集》一四一"东汉一分铜量"容水 1.2ml，容黍一百二十八枚，实际就是量药之"撮"，约为始建国铜撮之半。"一撮者，四刀圭也"，故一撮准一百二十八黍，约是"六十四黍为圭，四圭曰撮"之半。《图集》一三〇新莽始建国铜撮，容 2.1ml。壁刻：律撮，方五分而圜其外，庣旁四豪，冥册分五厘，深五分，积百六十二分，容四圭。按铜撮计，一圭约 0.5ml，约是两刀圭之量。1984年陕西省旬阳县汉墓出土的新莽铜圭（丘光明《中国历代度量衡考》量 134），口径 1.6cm，高 0.8cm，容 0.5ml。吴慧《新编简明中国度量衡通史》谈到"东汉一分铜量"时说："专家推断这种小铜量多为量药物之用。我认为，其来源即是古黄钟（用 24.63cm的九寸为黄钟之长）一龠之量 12ml 的十分之一（古黄钟一龠容黍一千二百粒）。秦汉时随着尺子变短（23.1cm），黄钟一龠虽已缩小至 10ml，但量药物有习惯性，仍保持用旧的与 12ml 有关的量器未变。"吴慧的推测也很有道理，战国时屈原《楚辞·卜居》中就说："黄钟毁弃，瓦釜雷鸣"，确有所据。

3. 勺、合

十撮为一勺，一勺为一合。故一勺准一千二百八十黍，一勺为一合。一合约为官制一龠之量，约是官制半合。

"一勺为一合"，《孙真人千金方》《医心方》引本草经、《证类本草》均作"十勺为一合",宋校《备急千金要方》作"两勺为一合",唯敦煌手抄本《本草经集注》作"一勺为一合"。十勺为一合显然有误,汉制一合容 2400 黍,不可能容 12800 黍。估计宋人校书时发现了这个错误,改为两勺为一合,如此则一合为 2560 黍,基本与官制一合相符。但宋人校改不足为据,只能理解为量取药物的一合,与官制不同,仅为官制半合,约为官制一龠之量。《汉书·律历志》:"一龠容千二百黍。"《图集》图一二六 新莽铜嘉量,实测龠容 10.65ml;图一二九新莽始建国铜龠,容 10ml。由"龠容千二百黍"反推,也可得出《本草经集注》中 1 撮(128 黍)接近 1.2ml,而不是始建国铜撮容量 2.1ml。

4. 方寸匕、弹丸、鸡子黄

《本草经集注》序例以弹丸等鸡子黄,准十梧子;一方寸匕散,蜜和丸如梧子,准十丸。《小品方》:"方寸匕散者,作丸准梧子十枚也。"

苏敬云:"正方一寸者,四方一寸,此作寸者,周时尺八寸,以此为方寸匕。"苏敬又云:"方寸匕散为丸如梧子,得十六丸,如弹丸一枚。若鸡子黄者准四十丸。今以弹丸同鸡子黄,此甚不等也。"按苏敬所说较之陶弘景,方寸匕、弹丸为 1.6 倍,鸡子黄为 4 倍。苏敬应该如丹波元坚所说,不详古尺,虽然说是以周尺一寸为方寸匕,实际却以唐尺一寸为方寸匕。按汉尺一寸为 2.31cm,方寸匕面积为 5.34cm²;初唐尺一寸约 2.94cm,方寸匕面积为 8.64cm²。按表面积推导,唐尺作方寸匕恰是汉尺 1.6 倍。

一弹丸约为一方寸匕散量,约 3ml,据圆球体积公式推得体积为 3cm³ 的弹丸直径 1.79cm,与考古发现汉代弹丸直径 2cm 接近。苏敬所说若鸡子黄者准四十丸,大约苏敬所用鸡蛋与现代鸡蛋大小相仿。普通鸡子黄今测直径约 3cm，计算体积约 14cm³，约是方寸匕容散量 4 倍，故苏敬说若鸡子黄者准四十丸。汉代鸡蛋大约高 5cm，宽 3cm，鸡子黄直径约 2cm，故仲景时代弹丸约与鸡子黄等大。既然说如弹丸及鸡子黄者，明言不是弹丸鸡子黄的实际大小，但求其略似而已。

综上所述，《本草经集注》中的刀圭、撮、合只是官制圭、撮、合的一半。东汉官制，一圭六十四黍，容 0.5ml，四圭为一撮，容 2ml。《本草经集注》的一刀圭为三十二黍，容 0.3ml，一撮容一百廿八黍，容 1.2ml。《本草经集注》一勺为一合，容 12ml，约相当于官制一龠、官制半合。

四、药升考

《本草经集注》序例在论撮、勺、合之后论及药升，所以量取药物之升当为药升，而非世用之升（下称官升）。正是因为后世不用药升，恐后人不明药量，所以才有必要把药升一升折合神农秤的两数标明出来，若分药之升同于世用官升，就没有必要多此一举。正如汉季不明古文，始有说文解字；不明古书，方有注疏。后世如《本草纲目》误增"十合为一升"，以与世用量制相合，但序例原文及《备急千金要方》《外台秘要》引用并无此五字。

陶弘景云："药以升分之者，谓药有虚实轻重，不得用斤两，则以升平之。药升合方寸作，上径一寸，下径六分，深八分。内散药，勿按抑之，正尔微动令平调耳。而今人分药，多不复用此（而今以下敦煌抄本用小字写）。"又云："云某子一升者，其子各有虚实轻重，不可通以秤准，皆取平升为正。"论某子一升与前云"药以升分之者，谓药有虚实轻重，不得用斤两，则以升平之"相同，故《本草经集注》中以升计重药物两数均是药升称量的两数。因药升甚小，故此两数只能是神农秤。有人据"药升合方寸作"，认为药升之形制说的是一"合"之量，这是误解。此处"合"是动词，《汉书·律历志》"合龠为合，十合为升。"《注》合者，合龠之量也。药升为方口，上大下小，计算容积可按照梯形台体体积公式：$V=\frac{1}{3}h$（$S_1+S_2+\sqrt{S_1S_2}$），h 为高，S_1、S_2 分别为上下底面积。据此公式，药升容积为 522.67 立方分。

1. 按营造尺推算药升容量

按营造尺一尺 32cm 计算，药升容 17.13ml。按营造尺推算药升容量，是受王朴庄的启发。药升积 522.67 立方分，按汉尺一寸 2.31cm 计算，只有 6.44ml，容量太小，显然不可能，这也是众多考证否认药升的主要根据。简单地以 23.1cm 的尺度来考订药升，必然会否定药升的存在，但却忽略了古代度量衡的复杂性。不但隋唐度量衡有大小制，秦汉一样有大小制。出土汉简有大石、小石，大石、小石比例为 5：3，还有与之相对应的大小斗、大小升。吴慧则明确认为大石就是由大尺而来的，先秦至两汉均有大小量制。尚有一些制度是口传心授，根本无实物可资考证者，如鸳鸯尺，不经亲历之人说出个中秘密，外人永远无从知晓。白云翔指出，汉尺实物绝大多数出土于墓葬。迄今所见 78 件汉尺中，多出土于女性棺木中。汉墓中的尺子一般是作为女性用品而随葬的，是当时妇女左手持刀尺、右手执绫罗的考古学写照。汉墓出土的尺子属于死者生前实用器，大多是日常生活用尺而不是社会生产和商品交换用尺。存世东汉容器有不按官尺制作的例子。如故宫博物院收藏有一件东汉建武年间制作的鎏金铜酒樽，在其承旋口沿下边刻有一行铭文，为"建武二十一年，蜀郡西工造，乘与一斛承旋，雕蹲熊足，青碧闵瑰饰，铜承旋径二尺二寸，铜涂工崇、雕工业、沩工康、造工业造，护工卒史恽、长泛、丞萌、掾巡、令史郎主"，实际测得承旋的口径为 57.5cm，按照二尺二寸折算，一尺为 26.14cm。

实际上中国古代用尺长期未能统一，除了官尺，还有种类繁多的尺。有用于乐律的律尺，用于天文的影表尺（量天尺），建筑及风水用的营造尺、门光尺、玄女尺等。宋代有三司布帛尺、淮尺、浙尺，明清有裁衣尺、量地尺、营造尺。明清专制程度远超前代尚且如此，遑论秦汉。只不过宋明清距今较近，所见文献资料较多，秦汉距今较远，数据缺失严重，我们今天无从得见而已。官尺随着朝代更替不断变化，而有的尺则长期保持稳定，如天文用尺，自刘宋以来，经唐宋至明朝末年，经历了 1300 多年而保持恒定不变。另一个长期保持稳定的尺度就是木工所用的营造尺。

梁方仲曾如是评述中国度量衡发展史："官定的度量衡制以及官制的度量衡器具，实际上只是使用于官民双方间的收支方面，至于民间交易和各行业所用的，却往往另外各有一套，而且后一列的系统比前一个系统在整个社会经济活动上要重要得多。"所以傅延龄教授说经方药物计量一定要用官秤，理由归纳为"四不：不必、不能、不敢、不通"，这在度量衡史上是完全经不起考究的。

2. 关于营造尺

按营造尺一尺 32cm 推算药升容量，需要就汉代是否存在这一尺度的营造尺做出证明。营造尺，又名鲁般尺（鲁班尺），相传为鲁班所用尺，是唐以来历代营造工程中所用的尺子，也称"部尺"。一营造尺合 0.32m（风水所用尺亦名鲁班尺，长 46.08cm，与营造尺不同）。关于营造尺，有一种观点认为，营造尺度随着历代官尺尺度不断变化。另一种观点认为，营造尺作为我国古代专用于工程营造的特殊用尺，历代尺度应长期保持稳定。

明·韩邦奇《苑洛志乐》卷一："今尺惟车工之尺最准，万家不差毫厘，少不同则不利，载是孰使之然哉？古今相沿，自然之度也。然今之尺则古之尺二寸也，所谓尺二之轨，天下皆同是也。以木工尺去二寸则周尺也。昔鲁公欲高大其宫室，而畏王制，乃以时尺增一寸，召班授之，班知其意，复一寸，进于公曰：臣家相传之尺，乃舜时同度之尺也。乃以其尺为之度，诸侯闻之争召班。然班亦本木工之圣者也。"明·朱载堉《律学新说》："商尺者，即今木匠所用曲尺，盖自鲁班传至于唐，唐人谓之大尺，由唐至今用之，名曰今尺，又名营造尺。"清·胡彦升《乐律表微》卷一："尝询匠氏曲尺异同，答云此名鲁班尺，自古至今无二尺。"韩邦奇所说不知有何出处，当非杜撰，必有所本。朱载堉所说的商尺即营造尺，长一尺二寸，其说当源自西汉的《韩诗外传》"禹十寸为尺，汤十二寸为尺，武王八寸为尺"之说。明清时期营造尺长32cm，长于今殷墟出土商尺，但河南出土的三辆殷代马车轨宽分别为2.15m、2.4m、2.17m，在陕西、北京、山东等地出土的三辆西周马车轨宽为2.25m、2.44m、2.24m，春秋以后，马车轨道明显变狭。河南陕县上村岭出土的五辆春秋马车轨宽为1.8m、1.84m、1.66m、2m、1.64m，河南辉县出土的四辆战国马车轨宽分别为1.9m、1.4m、1.85m、1.8m，均明显长于秦直道发现的轮距（1.1cm、1.3cm和1.4cm）及汉长安城霸城门内车轨1.5m，似乎可作为殷商大尺的一个物证。按唐宋元明均有匠籍，世代相袭，至清顺治二年才废除，这也从制度上保证了营造尺度的长期稳定。

"营造尺"之名首见于《金史·食货志》田制:"量田以营造尺,五尺为步。阔一步长二百四十步为亩,百亩为顷。"金代田制与《旧唐书·食货志》内容相同,只是多了"量田以营造尺"。《金史·兵志》:"凡选弩手之制,先以营造尺度杖,其长六尺,立之谓之等杖,取身与杖等……又选亲军,取身长五尺五寸……又设护卫二百人……应人身长五尺六寸者。"元代《农桑辑要》卷三:"桑芽出间令相去五七寸。营造尺寸也,他仿此。"元代东阳许谦《读四书丛说》卷中:"程子谓周尺当今尺五寸五分弱。所谓今尺者,即营造尺也。"看来明代营造尺长度 32cm 是沿袭元代,元代沿袭金代。金元作为游牧民族入主中原,田制只能沿用汉地制度,即金代沿袭北宋,北宋又"事多本唐",32cm 的营造尺长度至少可以追溯至唐代。

陈连洛结合《魏书·冯太后传》卷十三记载永固陵:"又山陵之节,亦有成命,内则方丈,外裁攒坎,脱于孝子之心有所不尽者,室中可二丈,坎不得过三十余步。今以山陵万世所仰,复广为六十步。"1976 年发掘清理"主室……南北长 6.4m,东西宽 6.83m,高 7.3m","室中可二丈"等于"南北长 6.4m",折合尺长 0.32m,推算出永固陵营造尺长度为 0.32m。这一结果非常精确可靠(比依据古城遗址推论出来的数据精确),文献记载清楚,墓室保存良好,古今数据齐全,故推论"营造尺从北魏到明清,其长度始终一致。抑或此尺自鲁班开始用,此后一直系师徒相传,为工匠所专用,像天文尺一样自成系统,虽历经各朝各代,而其长度却始终如一,保持不变"。而北魏是鲜卑族入主中原,其所用营造尺制度自汉晋相传而来。汉代营造尺制可结合文献及出土汉代诸侯王墓葬窥见一斑。《汉旧仪》载汉武帝墓规制:"武帝坟高二十丈，明中高一丈七尺，四周二丈，内梓棺，柏黄肠题凑，以次百官藏毕。""四周二丈"只能理解为四面各长二丈，不能理解为周长二丈，否则连梓宫都放不下（《汉旧仪》记载："东园秘器作梓棺，素木长丈三尺，崇广四尺"）。"明中"未看到专家如何解读，但根据公开资料可推定其范围。大葆台汉墓黄肠题凑用木材 145m³，汉广陵王墓黄肠题凑用木材约 545m³，如果按一尺 23.1cm 计算"高一丈七尺，四周二丈"，仅有 83.8 立方米，连黄肠题凑的木材都无法容纳，所以"明中"只能在黄肠题凑之内，不会在黄肠题凑之外，只能是梓棺（梓宫）所在的主室（后室，或椁室）。三国魏人如淳注《霍光传》时引《汉仪注》"梗椁"来注"便房"："天子陵中明中高丈二尺四寸，周二丈，内梓宫，次梗椁，柏黄肠题凑。"黄展岳解释"梗椁"就是"便房"，即棺房（也有人认为"便房"也包括前室在内）。无论"便房"只包括后室，或是包括了前后室，从"四周二丈"来看，"明中"还是以停放梓宫和内椁的后室最为适合。汉武帝明中"四周二丈"与永固陵"室中可二丈"一致，如果以汉一尺 0.231m 计算，"四周二丈"面积仅 21.34m²（4 平方丈），明显小于永固陵墓室面积 43.7m²，也小于北京大葆台汉墓后室（南北 6.88m、东西 5.7m，复原高 3.3m，面积 39.216m²）。大葆台汉墓是西汉广阳顷王刘建之墓（汉武帝第三子刘旦之长子），按礼制诸侯王不应该僭越天子。如扬州高邮天山汉墓，墓主是汉第一代广陵王、汉武帝第五子刘胥，棺室 14.55m²（南北约 4.34，东西 3.29m），并无逾制。所以，"四周二丈"按照汉一尺 0.231m 计算是不适合的，如按营造尺一尺 0.32m 计算，"四周二丈"面积为 40.96m²，比大葆台汉墓墓室略大，如此才能符合礼制。

梁方仲说："历代度量衡制度是常常地变，而且总是沿着自小而大的方向变的。但这一结论，主要是指官方收支上和市场贸易上所用的而言。对于专为手工业用的度量衡来说，变动是不大的。这点可以从木工尺的变化情况来说明。这一种尺是于官尺（法定尺）之外，自成为一系统的。木工尺，亦称鲁班尺，或营造尺，它包括旧式建筑业中木工、刻工、量地等所用的尺，也包括旧时车工、船工所用的尺。各地所用的木工尺，在实际上虽亦有长短不齐的情况，但相差并不大。至其规定的标准，据明韩邦奇、朱载堉，以至近人吴承洛诸家的考证，则自春秋末鲁班（或作公输般）将周尺的长度改定以后，根本上没有第二次的改变。姑且勿论这种说法是否绝对化了，但看来木工尺长期变化甚微却是事实。"综合以上分析来看，汉代存在32cm长的营造尺制并非没有可能。李哲阳推测，倘鲁般尺至迟在西汉时已经出现，后世鲁般尺之基本尺制尺法承自汉代。鲁般尺尺制的转变，出现在新莽之后，这是在参照物（官定木尺标准）发生了变化，而当时之鲁般尺绝对尺长值又要保存的情况下发生的。后世宋、元、明、清时的鲁般尺制同新莽后之制，但保存的是鲁般尺的尺制，对原鲁般尺之尺长则不再保留。

3. 按药物实测推算药升容量

《本草经集注》序例所载药物按升计量有明确两数者有：蜀椒、半夏、吴茱萸、菟丝子、蛇床子、庵䕡子、地肤子。欲考察药升容量，当选择细粒子类药最佳。蛇床子、庵䕡子、地肤子古皆取阴干，古今炮制不同。唯有菟丝子曝干，且子粒细小，古今药物基原一致，用来考察药升容量最为可靠。蜀椒、吴茱萸子粒稍大，且古取阴干，今晒干，据此推算出来的药升容量当大于实际，但因现代实测数据较多，亦列入参考。

（1）按菟丝子推算药升容量：按菟丝子一升九两，神农秤九两重12.75g。实测菟丝子200ml重142.9g（韩美仙）、148g（程盘基）、149.4g（本人）、161.23g（据王树伟11.474ml重9.25g推算值），平均为150.4g，推算药升容量16.95ml。

（2）按吴茱萸推算药升容量：按吴茱萸一升五两，神农秤五两重7.1g。实测吴茱萸200ml重70g（柯雪帆）、77g（韩美仙）、80g（徐凤凯）、82g（瓮恒）、82.3g（本人）、85g（孙燕）、85.4g（据王树伟11.474ml重4.9g推算值）、87g（程盘基）、104g（仝小林），平均83.63g，推算药升16.98ml。

（3）按蜀椒推算药升容量：按蜀椒一升三两半，神农秤三两半重4.25g。实测花椒200ml重40g（程盘基）、42g（程先宽）、45.6g（韩美仙）、50g（瓮恒）、51.5g（本人）、52g（徐凤凯）、52.3g（据王树伟11.474ml重3g推算值），平均47.63g，推算药升17.85ml。

（4）按苦酒汤推算药升容量

苦酒汤方 半夏洗，破如枣核十四枚　鸡子一枚去黄，内上苦酒，着鸡子壳中

上二味，内半夏，着苦酒中，以鸡子壳置刀环中，安火上，令三沸，去滓。少少含咽之，不瘥，更作三剂。

半夏，洗破如枣核十四枚，确切地说，是七枚半夏破如枣核大十四枚。神巧万全方：七个洗切破作十四片。

鸡子黄体积，根据汉代鸡蛋长约5cm，直径约3cm，鸡子黄直径约2cm。以2cm计算，体积为4.19cm³，以此空间容苦酒及半夏七枚（破如枣核大十四枚）。药升一升容半夏30枚（半夏及汉代鸡蛋考证见经方剂量考续），故四个鸡子黄（容半夏28枚）体积16.76cm³，与药升一升接近。有人认为是半夏十四枚，但以十四枚

推算出来的药升容量只会更小。

因菟丝子籽粒圆而均匀，以上当以菟丝子推得的数据最为准确，药升 16.95ml，与根据营造尺计得药升容量很接近；四个数据平均值为 17.14ml，与根据营造尺尺度推算出的药升容 17.13ml 一致。

4. 寿春铭勺与药升容量

目前考古尚未见到与药升形制相符的实物出土，但有一件存世汉代器物可证实汉代的确存在小制的升，这就是故宫博物院所藏汉代寿春铭勺（藏品编号：新 00056892）。紫溪"古代量器小考"一文最后提到，作者用水校量故宫博物院所藏汉晋铜器十五件的容量，并记各器自铭容量，其中第一件就是寿春勺，自铭"容半升"，实测 8.5ml（起初我曾怀疑是否印刷错误，8.5 前或遗漏 9 或 10，但查《中国古代度量衡论文集》收录所载数据一致）；其余十四件铜器则大致与官升一致。但紫溪先生没有对第一件迥异于常制的寿春勺做任何解释。按寿春勺自铭及实测，可知一升为 17ml，这正是药升一升的容量。但故宫所藏寿春铭勺是否为伪器，铭文及形制如何，紫溪实测 8.5ml 是否有误，这需要继续探究。但我认为作伪可能性不大，因为在此之前从来无人提出升为 17ml 的说法。

五、评王朴庄考证古方权量说

王丙，清代医学家，字绳林（一作绳孙），号朴庄，吴县（今属江苏苏州）人，系名医陆懋修之外曾祖父。王朴庄考证古方一两为七分六厘强（2.84g），但药升却有两个不同数值，一个是六勺七抄，按清制合 69ml；一个是容井水一两二钱，水一两二钱重约

45ml，故一升为 45ml 才是王朴庄实测所用药升。详细分析如下。

王朴庄考证的关键在药升和水蜜比率。其药升用尺为当地曲尺。以曲尺之寸度作方径一寸六分，上下相等，深七分八厘强，共积二千分，即古药升之容积。据《备急千金要方》论蜜一斤，得药升七合。药升二千分，容井水一两二钱（清制一两 37.3g，得重 44.76g）。药升七合，容蜜一两二钱一分八厘（45.43g）。以蜜一斤之重，除以十六，得古方一两为七分六厘强（2.84g）。

药升之容积二千分，以今仓斛之积寸推之，古一升，今六勺七抄也。立方算法，满千分为一寸，曾以仓斛计之，合曲尺之寸度，积一千四百九十七寸为今五斗，则知曲尺二寸，为六勺七抄。

按丘光明《中国历代度量衡考》，清代一升为 1035ml，五斗为 51750ml，尺度为营造尺。按王朴庄之说计算，积 1497 立方寸，一寸 $=\sqrt[3]{51750 \div 1497}$ =3.26cm，折合一尺 32.6cm，大于工部营造尺，药升六勺七抄，当合 69ml。但这并非王朴庄实测所用药升。因王朴庄实测药升容井水一两二钱（44.76g），故其所用药升实际仅容约 45ml。药升积二千分，一分 $=\sqrt[3]{45 \div 2000}$ =0.282cm，计算其所用曲尺一尺约 28.2cm。这也是当地所用仓斛尺度，与营造尺不同。清·胡彦升（湖州府德清县人）《乐律表微》卷一："朱氏图载营造尺即木匠曲尺。今木匠曲尺一尺得营造尺九寸，尝询匠氏曲尺异同，答云此名鲁班尺，自古至今无二尺。盖明代营造尺由工部更定颁行，而匠氏自用其高曾之矩，故不同也。"胡彦升活动于雍正乾隆年间，其所见木匠曲尺一尺为营造尺九寸，合 28.8cm（32×0.9=28.8），与王朴庄所用曲尺接近，也属于浙江地方用尺。

王朴庄所说仓斛亦小于官斛。这一现象有史料为证。乾隆末年，赵翼《陔余丛考》卷三十《斗称古今不同》中说："然此犹以官斗、官称论也，至市斗、市称，则又有随地不同者。如今川斛大于湖广，湖广斛又大于江南，称则有行称、官称之不同，库平、市平之各别，又非禁令所能尽一。而市侩牙行自能参校，锱黍不爽，则虽不尽一，而仍通行也。"

王朴庄计算虽然精密，但药升形制与本草形制不同，故结果难以为人认可。

六、评章太炎古方剂量考证

章太炎考证古方剂量，主张古方一两为二钱五分，主要观点有二：一是"完物比度""完物比校"，认为"完物则古今不殊"；二是"坏病推征"。章太炎据此反驳王朴庄的古方一两为七分六厘强（2.84g）。

1. "完物则古今不殊"

"完物则古今不殊"，是认为古今药物变化不大，如《论古方权量》中说："且植物犹有土壤肥瘠之异，动物则更不以土壤异也"。这也是今时很多考证古方剂量者的常见的疑问。实际上"完物则古今不殊"不能成立，中药材普遍存在异物同名，亦有地域差异，某些药物古今基原变迁（如枳实古用枸橘，今用酸橙，橘皮古用长江中下游橘皮，今用广东新会柑皮），药材野生与人工种植性状也有不同，药材商品因经济原因会倾向于销售大者、重者。今日报道所见按枚计量药物实测最大值与最小值差别也有四五倍、甚至十倍者，20世纪所测数据又多小于本世纪所测数据，详见经方剂量考及续考。

以百合为例。《论汤剂重轻之理》中说："世有主王氏说者，余问之曰：君啖百合乎？曰啖之。君啖葛粉乎？曰啖之。百合人种者，一枚重至四两，其次可二两余。野生者以一枚一两矣。百合方中四汤百合皆七枚，于取分温再服者计之，一服剂三两五钱也。"今市售食用百合多是兰州百合，尝咨询兰州百合销售商，包装有两头皇、三头皇、四头皇。两头皇最大，价格最高，有5个包装的，是最小的（25g）。最大的一个百合90~100g，三头皇一斤七八个百合，1个60~70g。超市可见一包装4个百合，重1225g，平均每枚重30余克。

《中华人民共和国药典》（2005年版一部）规定为百合科植物卷丹、百合、细叶百合的干燥肉质鳞叶。江苏宜兴、湖南邵阳、甘肃兰州、浙江湖州为全国四大百合产区。其中兰州百合为川百合变种，也叫菜百合、大百合，为我国食用百合最佳品种，目前主要作为蔬菜食用，但作为药用则效果不佳，有人用大百合临床治疗虚烦不眠及肺热咳嗽，症状均无明显改善，认为大百合（食用百合）不能作为药用百合用于临床。

《神农本草经》载百合生荆州川谷，则仲景所用亦荆州出产者。《中国植物志》载湖北产地百合，有如下几种，鳞茎大小并列于下：野百合（直径2~4.5cm）、宜昌百合（高3.5~4cm，直径3cm）、百合变种（缺）、湖北百合（高5cm，直径2cm）、绿花百合（高2cm，直径1.5cm）、川百合（高2~4cm，直径2~4.5cm，种球很小，大多只有直径1~2cm）。另有卷丹（高3.5cm，直径4~8cm），但在宋代以前卷丹不是本草百合正品。由上可见，今湖北所产百合并不大，徐凤凯测湖北百合每枚重10.7g。

仲景方中百合渍一宿有白沫出，是用生鲜百合。我试用超市购买的兰州百合，随机取七枚，称重108g，逐瓣拆开后加水400ml（水二升），浸过水面仅约1cm（渍一宿未见出白沫），已经觉得百合多而水少，不堪煮。又购买一包 4 枚包装者，重 122±5g，平均每枚重约 30g，直径约 5cm，高约 3cm，瓣拆开后加水 400ml，百合恰与水面齐平。可见若是一枚 30g，二升水（400ml）绝对不够用。按水药比，水二升对应药四两，百合七枚重四两。参考大枣例，此处四两为官秤，重 57g，折合生百合一枚重约 8g，如此水药比例方适当，也与荆州产百合相符。

"大枣一枚去核今称约一钱二分（4.5g）"。许多人因经方大枣用量多而否定神农秤，有确凿的证据显示经方就是大枣用量独大，其他药物与大枣用量极其悬殊。不能据大枣来解释经方剂量，也不能以后世方剂配伍理论来解释经方（推之杏仁、桃仁亦然）。按陶弘景附子一枚准半两（12 铢），枳实两枚准一分（6 铢），大枣三枚准一两（24 铢），据新莽一铢 0.59g，得附子一枚 7g，枳实一枚 1.77g，大枣一枚 4.7g。详见以下例子。

大柴胡汤：枳实四枚（7g），大枣十二枚（57g）。

附子粳米汤：附子一枚炮（7g），大枣十枚（47g）。

解急蜀椒汤：蜀椒二百枚（三百枚）（4~6g），与大枣廿枚（94g）。蜀椒重量见续考。

范汪投杯汤：款冬花四十枚（6g）（一方廿枚，3g），五味半升（一方大枣廿枚，94g），杏仁四十枚（10~12g）。款冬花重量见续考。

深师麻黄汤：射干二枚如博棊子大（二两）（3g），与大枣三十颗（141g）。射干二枚如博棊子大见续考。

十枣汤：一钱匕（约 1.5g，按五铢钱重则 3.5g）与大枣十枚（47g）。

葶苈大枣泻肺汤：葶苈弹丸大（约 4g）与大枣十枚（47g）。

以上是大枣与其他药物用量悬殊的实例，可见经方用大枣远超今人想象，不可据大枣推定经方剂量，更不能以大枣与其他药物用量悬殊来否定神农秤。

2. 热药与热药比

《论汤剂重轻之理》中说："以热药与热药比，则桂枝干姜未如附子之烈也。""附子一枚今称约五钱，大者一枚今称约一两。《本草经集注》序例记载附子一枚半两，半两即今一钱二分五厘，恐误以侧子为附子耳。桂枝极重者，桂枝加桂用至五两，干姜极重者，大建中汤、通脉四逆汤用至四两，热药之平者与热药之烈者不相及矣。"

按：《本草经集注》序例记载附子一枚半两，约今7.1g，章太炎以为陶说附子恐为侧子。按陶弘景之世，附子产地益州尚在南朝控制之下，并非荆益不通。(《本草经集注》序例曰："假令荆益不通，则令用历阳当归，钱唐三建，岂得相似。所以治病不及往人者，亦当缘此故也。蜀药及北药，虽有去来，亦复非精者。"至少陶弘景有机会见到蜀地所产附子)。且《小品方》亦云附子一枚准三分，与半两相去不远。附子一枚半两是指官秤，折算为神农秤正好是五两，与桂五两、干姜四两很相称，并非热药之平者与热药之烈者不相及。

3. 散血药与散血药比

《论汤剂重轻之理》中说："以散血药与散血药比，则芍药不如水蛭之猛也。""水蛭生者约重今一钱，干之约重今五分。抵当汤中用之三十枚，三十枚干者重今一两五钱。(《论古方权量》抵挡汤水蛭三十个，必在今称三两以上，是何古人用药重于毒物而轻于常物也？)"

"芍药极重者，建中汤用至六两，散血药之平者与散血药之猛者不相及矣。"

按：水蛭入药以小者为佳，苏敬曰："今俗多取水中小者用之，大效。"今药房水蛭多较大。徐立鹏取南阳田间水蛭干重14.6g，并没有一两五钱那么重。且小建中汤除枣胶外药重十四两，用水七升；抵当汤用水五升，以水药比考之，总药量约十两（14g），仲景所用水蛭只会更小。

4. 平药与平药不相称

《论汤剂重轻之理》中说："鸡子一枚去壳，今称约一两五钱，黄连阿胶汤用至二枚，今重三两（112g）。"

按：黄连阿胶汤用鸡子黄，而非整个鸡子。汉代鸡子黄体积不及今之三分之一，按今鸡子黄重15g计算，汉代鸡子黄二枚尚不及今之一枚，连10g都不到，没有章太炎所说的那样重。甘草极重者，炙甘草汤中用四两，神农秤5.7g，与鸡子黄二枚相差不远，不存在平药与平药不相称的问题。

5. "坏病推征"

《论古方权量》中说："大青龙汤误用何至有筋惕肉瞤之变？大承气汤虽误用何至有结胸之变？"

按：大青龙汤中麻黄用量虽然是麻黄汤二倍，但发汗并不比麻黄汤更为峻猛，考大青龙汤与越婢汤可知。大青龙汤与越婢汤中麻黄均用六两，而越婢汤尚可用于汗出，比较关键点在于石膏半斤与鸡子大，到底哪个石膏用量更重？如果认为石膏鸡子大重三两（张锡纯认为是三两），如果按一两为13.8g折算，石膏半斤与鸡子大重量相同；如果按一两3g折算，越婢汤中石膏半斤只有24g，远远小于大青龙汤石膏重量。所以，按照石膏鸡子大重三两，大青龙汤发汗不会比越婢汤更强。按神农秤及本人对石膏鸡子大的考证，石膏鸡子大重约 23g（见续考），重于半斤（约 11g），同样可得大青龙汤发汗不会比越婢汤更强。考虑到石膏为矿物药，溶解度有限，超过一定剂量后再加大用量实际上是毫无作用的，此时如果麻黄用量大会造成大汗出。本人临证，为方便取药，按一两 1.5g 折算，大青龙汤用麻黄 9g、石膏 24g，效佳而无弊，验证了孙思邈所说的"此之三方，凡疗伤寒不出之也"，诚非虚语。若拘于筋惕肉瞤之说，则埋没良方矣。

大承气汤因为用芒硝三合，量不为小（按一合 12ml 之制，芒硝三合约重 33g），无论大黄用量多少，每服芒硝超过 10g，都会有剧烈泻下作用，所以章太炎仅根据大黄每次口服量断定误用大承气汤不会有结胸之变是不确切的。用一合 12ml、药升一升 17ml 也能很好解释大承气汤和调胃承气汤芒硝剂量问题。大承气汤用芒硝三合，调胃承气汤用半升，如果半升是五合，则调胃承气汤芒硝用量大于大承气汤，虽然调胃承气汤是少少服之，但似乎也于理不合。药升半升为 8.5ml，这样调胃承气汤芒硝用量就明显小于大承气汤，符合调胃承气汤和之的特点。但《伤寒论》中也明显有后人根据官制改动的痕迹，如柴胡桂枝汤，方后有"本云"，当为旧文，方中半夏二合半，与小柴胡汤对比，可知半夏二合半是按半升为五合折算，明显是后世根据十合为一升作的改动。核之柴胡加芒硝汤，半夏本云五枚洗，与小柴胡汤对比，显然半夏五枚是半升的三分之一，半升只容 15 枚半夏。

七、余论

神农秤是唐代孙思邈对"十黍为一铢"的药秤的称谓，个人认为，神农秤只是一种按照官秤十分之一的折算方法，并非实有其秤。药升 17ml 之制，恰为战国中山国一合（中山国一升为 170ml），与赵国一合 17.5ml（战国时赵国一升为 175ml）也很接近，其量值很可能是战国时赵国之遗留。其制作多用木材，需请木工制作，木工或以营造尺寸制作药升，陶弘景所记载的药升尺寸当是照录前代本草文献。今以神农秤及药升来解释汤丸散的剂量问题，皆可圆满解决。《伤寒论》及《金匮要略》中的剂量问题，依此皆可以得到解释。谨依药升 17ml 之制，列出常用药物一升的重量，以供参考。

表 3　药升折合重量

药物	100ml 平均重（g）	药升 17ml 重（g）	折合两	一合 12ml 重（g）
小麦	80	14	十两	
粳米	85	14	十两	10
芒硝	80	14	十两（范汪）	10
赤小豆	85	14	十两	
菟丝子	75	12.75	九两	
葶苈子	72	12	八两半	
薏苡仁	71	12	八两半	
杏仁	63	11	八两	
桃仁	63	11	八两	
豆豉	60	10	七两	7.2
冬葵子	60	10	七两	
薤白	48	8	五两半	
麻子仁	46	8	五两半	
半夏		7	五两	

续表

药物	100ml 平均重（g）	药升 17ml 重（g）	折合两	一合 12ml 重（g）
吴茱萸	42	7	五两	
甜瓜子	38.5	7	五两	
五味子	43	7	五两	
酸枣仁	51	9	四两半（六两）	
麦冬	52	9	四两半（六两）	
苦参	32.4	5.5	四两	
桑白皮	25	4	三两	
蜀椒	26	4.4	三两	
冬瓜子	23.7	4	三两	
橘皮	15	3	二两	
竹茹		2.1	一两半	
蛴螬	51	8.6		
虻虫	13.4	4.5		
䗪虫	27	4.6		
苇叶（鲜）	13.7	苇叶病家自采，当是世用之升		

表4 常用药物计量表

药物	重量（g）	折合神农秤	备注
附子、乌头 1 枚	7.1	五两	按《本草经集注》序例
枳实 1 枚	1.78	4 枚 五 两，5枚六两，7 枚八两	按《本草经集注》序例
橘皮 1 枚	1.2		按《本草经集注》序例

药物	重量（g）	折合神农秤	备注
巴豆 1 枚	0.22		按《本草经集注》序例，去皮心熬
大枣 1 枚	4.7		按《本草经集注》序例
杏仁 1 枚	0.25	40 枚 七 两，70 枚十二两	70 枚，曹培琳 17.7g，韩美仙 22.7g
桃仁 1 枚	0.2	按水药比推算，50 枚为六两	瓮恒 10 枚大者 3g，曹培琳 50 枚 15.4g，韩美仙 50 枚 13.4g
半夏 1 枚	0.24（普通）0.47（大者）	12 枚 二 两，大者 8 枚二两半	按《伤寒论》1 枚为 4 铢，大者 8 铢
栀子 14 枚	7.1	五两	按水药比推算
栝楼实 1 枚	12、20.5	按水药比推算，八两半、十四两半	仝小林大者 23g，韩美仙测河南瓜蒌中至大者 6 枚，最小 14.5g，最大 47.2g，平均 27g
款冬花 20 枚	3	二两	实测
蜀椒 200 枚	4	三两	实测
吴茱萸 100 枚	4.2	三两	实测
薏苡仁 100 枚	8		实测
赤小豆 10 枚	0.745		实测
桑螵蛸 1 枚	1		实测
射干 1 枚	1.5	一两	见经方剂量考（续）
甘遂 3 枚	1.5	一两	
芍药 3 枚	1.5	一两	按赤芍、长一寸测
乌梅 1 枚	1~3		去核
槟榔仁 1 枚	7		

续表

药物	重量（g）	折合神农秤	备注
诃子1枚	2.6		去核
郁李仁20粒	1		
甘草如指大	2.8	二两	按径一寸、长一寸测
鳖甲大如手指	3	二两	按宽一寸、长一寸测
大黄博碁子大	1~1.5		博碁子大，大小方寸也。千金饵茯苓方：服如博碁，日三，亦可屑服方寸匕。是以博碁子等方寸匕
百合1枚	8		按水药比推算。王绳林如钱大，瓮恒10枚百合大者100g，徐凤凯湖北百合10.7g/枚
虻虫30个	4~5、2.3、3.6		有大小不同
䗪虫1枚	0.55	5枚 约一两（水药比）	韩美仙10枚重5.5g
蛴螬1枚	1		有大小不同
水蛭30枚	14.6	三两	按水药比推算当为三两。徐立鹏实测30枚14.6g
蜘蛛1枚	0.4		
桂一尺	7.1	五两	按《本草经集注》序例，半两
厚朴一尺	22.67	一斤	厚朴大黄汤，厚朴一尺。按水药比当从《备急千金要方》，厚朴一两
甘草一尺	28		按《本草经集注》序例，二两
石膏鸡子大	22.67	一斤	碎，鸡子体积按25cm³计
葶苈弹丸大	4.3	三两	弹丸大按3ml计，熬捣丸，按捣丸密度加倍计算

药物	重量（g）	折合神农秤	备注
代赭石弹丸大	7.5	五两	碎，弹丸大按 3ml 计
赤石脂 1 方寸匕	3		1 方寸匕按 3ml 计
竹叶一把	干半把 6	四两（干者）	生者一把二两，28g
艾叶一把	干半把 6	四两（干者）	生者一把二两，28g。僧深方：艾叶无生，用干半把
茵陈蒿一把	干半把 6	四两（干者）	生者一把二两，28g
薤白一把	干半把 6	四两（干者）	生者一把二两，28g

参考文献

[1] 陶汉华. 经方药量换算与考证［J］. 山东中医药大学学报，1997，21（4）：307-308.

[2] 曹培琳. 经方处方剂量解难［J］. 中医药研究，1987（2）：43-45.

[3] 徐凤凯，吴汇天，曹灵勇. 《伤寒杂病论》特殊计量药物换算考证［J］. 中华中医药杂志（原中国医药学报），2017，32（9）：4159-4162.

[4] 章太炎. 章太炎全集（八）［M］. 上海：上海人民出版社，1994：307.

[5] 丘光明，邱隆，杨平. 中国科学技术史·度量衡卷［M］. 北京：科学技术出版社，2001：305-317.

[6] 高振声. 《汉书》累黍之争新探［J］. 农业考古，2016（1）：35-39.

[7] 赵晓军. 山西羊头山黍样实测度量衡标准考［J］. 文物世界，2010（1）：35-38.

[8] 丘光明. 黄钟、累黍与中国古代度量衡标准［J］. 计量史话，2006（2）：45-48.

[9] 万国鼎. 秦汉度量衡亩考. 农业遗产研究集刊（第2册）［M］. 北京：中华书局，1958：141.

［10］国家计量总局. 中国古代度量衡图集［M］. 北京：文物出版社，1981.
　　82-83.

［11］吴慧. 新编简明中国度量衡通史［M］. 北京：中国计量出版社，2006：
　　80.

［12］王仲奋. 揭秘皇家坛庙建筑的用尺制——神秘的鸳鸯尺［A］. 中国民族
　　建筑研究会，中国城镇规划设计研究院. 中国民族建筑研究会第十八
　　届学术年会论文特辑（2015）［C］. 中国民族建筑研究会、中国城镇规
　　划设计研究院：中国民族建筑研究会，2015：9.

［13］白云翔. 汉代尺度的考古发现及相关问题研究［J］. 东南文化，2014
　　（2）：85-94.

［14］丘光明. 变与不变——谈量天尺［J］. 中国计量，2011（10）：
　　58-61.

［15］梁方仲. 中国历代户口、田地、田赋统计［M］. 上海：上海人民出版
　　社，1980：526.

［16］傅延龄，宋佳，张林. 论张仲景对方药的计量只能用东汉官制［J］. 北
　　京中医药大学学报，2013，36（6）：365-369.

［17］李浈. 官尺·营造尺·乡尺——古代营造实践中用尺制度再探［J］. 建
　　筑师，2014（5）：88-94.

［18］杨泓. 战车与车战——中国古代军事装备札记之一［J］. 文物，1977
　　（5）：82-90+22.

［19］肖健一. 陕西富县、甘泉县秦直道考古调查成果［N］. 中国文物报，
　　2015-09-25（008）.

［20］李遇春. 汉长安城城门述论［J］. 考古与文物，2015（6）：54-58.

［21］陈连洛. 从大同北魏永固陵制看古代的长度单位——里［J］. 山西大同
　　大学学报，2009，23（3）：24-32.

［22］北京市古墓发掘办公室. 大葆台西汉木椁墓发掘简报［J］. 文物，1977（6）：23-29.

［23］梁白泉. 高邮天山一号汉墓发掘侧记［J］. 东南文化，1980（32）：36-39.

［24］黄展岳. 西汉陵墓研究中的两个问题［J］. 文物，2005（4）：70-74.

［25］靳宝. 关于北京大葆台汉墓墓葬布局的重新考察［J］. 北方文物，2016（3）：32-36，69.

［26］梁方仲. 中国历代度量衡之变迁及其时代特征［J］. 中山大学学报，1980（2）：1-20.

［27］李哲阳. 对鲁般尺意义的探讨［J］. 古建园林技术，2007（1）：8-12，42.

［28］韩美仙. 基于药物重量实测的经方本原剂量研究［D］. 北京：北京中医药大学，2011：5.

［29］程盘基，叶进.《本草经集注》药物剂量探讨［J］. 中医杂志，2012，53（9）：725-728.

［30］王树伟. 黄金方寸而重一斤解（下）［J］. 河北师范学院学报，1994（1）：54-58.

［31］柯雪帆，赵章忠，张玉萍，等.《伤寒论》和《金匮要略》中的药物剂量问题［J］. 上海中医药杂志，1983（12）：36-38.

［32］瓮恒，陈亦工. 仲景方用药剂量的古今折算与临床应用［J］. 南京中医药大学学报（社会科学版），2014，15（3）：161-164.

［33］孙燕，郭明章，李宇航. 仲景方中以容量为计量单元的药物计量折算研究［J］. 吉林中医药，2010，30（4）：362-364.

［34］仝小林，穆兰澄，姬航宇，等.《伤寒论》药物剂量考［J］. 中医杂志，2009，50（4）：368-372.

［35］程先宽，韩振蕴，陈志刚，等.《伤寒杂病论》剂量折算研究思路探讨
［J］. 北京中医药大学学报，2006，26（1）：11-13.

［36］紫溪. 古代量器小考［J］. 文物，1964（7）：39-54.

［37］国家中医药管理局《中华本草》编委会. 中华本草（精选本下册）［M］
. 上海：上海科学技术出版社，1998：1.

［38］赵小亮，孟鑫，吴建，等. 兰州百合多糖的提取研究［J］. 中华实用
中西医杂志，2004，4（17）：2515-2516.

［39］卢美娇. 药用百合与食用百合的区别［J］. 时珍国医国药，2001，12（9）：
806.

［40］徐立鹏，穆兰澄，郭允，等. 论药材含水量对经方剂量折算的影响
［J］. 世界中医药，2015，10（5）：784-787，792.

随着网络的飞速发展，信息爆炸时代的来临，在海量的资讯面前，我们往往有望洋兴叹之感慨，如何获得真实可靠的专业信息、升级自身知识技能？精纯的经方学术研讨哪里寻？怎样提高交流效率？在经方之火冉冉升起的当代，满腔的经方真情、喜悦的临床实意、热诚的分享交流，这是多少同仁的经方梦啊！创办《经方》这样一个专业出版物是非常及时和有必要的。本丛书突出经方医学的学术性，顺应时势应运而生，为广大经方同道搭建起一个具备真知灼见、擅长诊疗特技、交流经验心得、注重仲景学术的经方研究交流平台。

《经方》组不断收到同道来稿，几乎每篇都能感觉到作者对经方的坦诚和热情，读来鼓舞人心！但限于各方面的要求，只好忍痛割爱，优选文稿通过微信版发布、精选文章编辑成本册。所选文章具有简洁明快、真实可验、个性鲜明、论据客观的特点，读来让人激扬共鸣、启迪心智、拓宽思路、增广经验。需要说明的是，在处理来稿中，"挂一漏万"的缺憾在所难免，祈望各位同仁大力支持，为传承发扬经方医学添砖加瓦，为打造绿色经方家园而努力奋斗！

《经方》编辑室

2019 年 8 月

征稿启事

本丛书的性质为公益性学术出版物，目的为促进经方医学的临床与学术交流，以"围绕诊疗实用、紧贴经方临床、引导理论探讨"为特色，读者对象为广大经方同道以及重视实践的经方爱好者。由南京黄煌经方医学研究中心主办，于2015年创办，《经方》出版物分纸质版与微信版，两者内容不重复，优秀文章经微信版发布，精华文章纸质版刊发。纸质版将不定期由中国医药科技出版社结集出版并公开发行。微信版请通过搜索微信号"jingfangzazhi"加关注。

希望可以引起全社会对经方的更多关注和广泛参与，展现"大道至简"，最终实现"经方惠民"的宏伟目标。

本丛书主题内容为经方医学方面的"理论探讨、医史文献、临床研究、经验交流、实验研究等。创办以来得到经方同仁的大力支持，现长期征求文稿，具体要求如下：内容真实、表述鲜活、务必原创、未经发表（含纸质及网络媒体），文章形式不拘一格，字数不限（倡导简洁精当），欢迎图片、照片文稿。来稿请用 word 文档格式发至 jingfangzazhi@163.com 邮箱，并请在文末附明作者的"姓名、性别、出生年月、职称、职务、研究方向或医疗特长、电子邮箱、电话、邮编、通讯地址或单位全称等简介内容。欢迎广大的医学工作者与经方爱好者踊跃投稿，对所有投稿一周内回复用稿意见，对作者无职称、专业、年龄、国籍等一切限制，亦不产生审稿费、版面费等费用，对入选纸质版文稿的作者将赠送两本当期图书。

《经方》编辑室

2019 年 8 月